★ ☆

다른 그림찾기 1

한국인의 삶과 문화

머리말

뇌가 가지는 고위 기능들은 복잡하고 어려운 듯 보이지만 무의식 속에서 유기적으로 잘 작동하고 있습니다.
예를 들어 게임이나 다른 그림 찾기가 단순한 놀이 정도로 생각할 수 있지만 다양한 인지기능을 하면서 뇌가 운동하는 효과가 있습니다. 어려움을 느낀다면 그만큼 뇌의 기능이 활성화하는 것입니다.
이 책은 뇌 기능을 활성화하여 시지각 발달과 인지 활동에 도움을 주고자 개발하였습니다.
인지 활동이 가능한 도서들은 많이 공급되어 있어 본인의 의지에 따라 얼마든지 게임을 하듯이 뇌 기능을 향상할 수가 있습니다.
한국인 누구나 옛날부터 지금까지 즐기고 있는 삶과 문화를 그림으로 표현하였습니다. 삶과 문화에 대해 회상하고, 다른 부분을 비교하며 찾는 재미로 뇌 자극을 통한 기능향상을 얻을 수 있습니다. 그리고 한국인의 삶과 문화를 궁금해하는 청소년과 외국인들에게 한국인의 삶과 문화를 소개하는 자료가 될 것입니다.
한국인의 삶과 문화에 관심이 많은 분이 즐거움을 느끼며 뇌 기능 향상에 도움이 된다면 저자로서 큰 보람입니다.
좋은 분과 관계를 활성화하며 뇌 기능 운동도 열심히 해서 행복한 시간을 보내실 바랍니다.

2023년 저자

목차

목차

본서의 사용법

《다른 그림 찾기-한국인의 삶과 문화》는 한국의 이십사절기를 바탕으로 년 중 진행되는 명절 등을 포함하고 있습니다.
책의 내용 전체가 설날에서 동지까지 서른네 개의 스토리로 연결되어 어르신이 자신의 일생을 되돌아보는 계기가 될 수 있는 시간을 갖도록 구성하였습니다. 각 제목에 대한 설명이 간단하게 정리되어 있고, 좌측(짝수 쪽)에는 원 그림이, 우측(홀수 쪽)에는 원그림과 다른 부분이 있는 그림이 펼친 면으로 구성되어 있습니다. 좌측의 그림과 비교하여 다른 부분을 우측 그림에서 찾으면 됩니다.

✎ 다른 그림 찾기의 효과

두 그림을 비교하며 다른 부분을 찾기를 위해서는 우선 꼼꼼히 살펴보는 집중력이 필요합니다. 이때 주의력과 관련된 전두전야와 시각 처리 관련된 후두엽의 활동이 향상됩니다. 또한 그림이나 도형을 기억하려고 하면 영상적인 워킹 메모리가 사용되어 오른쪽의 전두전야와 기억과 관련된 해마 활동이 활발해집니다. 다른 부분을 모두 다 찾지 못해도 괜찮습니다. 다음에 다시 찾아보세요. 할 수 있는 것을 지속해서 계속하는 것이 뇌 건강에 많은 도움이 될 수 있습니다.

✎ 색칠하기의 효과

다른 그림 찾기가 끝나면 그림에 색을 칠해보세요.
색칠하기는 손으로 색을 칠하며 손가락 근육과 신경을 많이 쓰기 때문에 인지활동에 아주 좋습니다. 인지 활동은 많은 훈련프로그램을 통해 할 수 있지만 그중에서 손가락 운동, 박수치기 등이 근력을 사용할 수 있어 같이 하면 매우 좋습니다. 색칠하기는 색이 정해진 것은 없습니다. 본인이 직접 색을 선정하고 칠하는 것 하나하나가 시지각 발달과 인지력 향상을 위한 과정입니다.

본서의 사용법

✎ 생각하기

그림에는 질문이 하나씩 있습니다. 정답이 필요한 질문은 그림 아래 답변이 정리되어 있습니다. 따로 정답이 없는 것은 본인의 생각을 바르게 이야기하는 것이기 때문에 구체적인 정답이 없습니다.

친구들과 서로 소주제에 관한 질문을 만들어 질의응답을 해보세요.

✎ 다른 그림 정답 비교

〈설날 - 세배〉

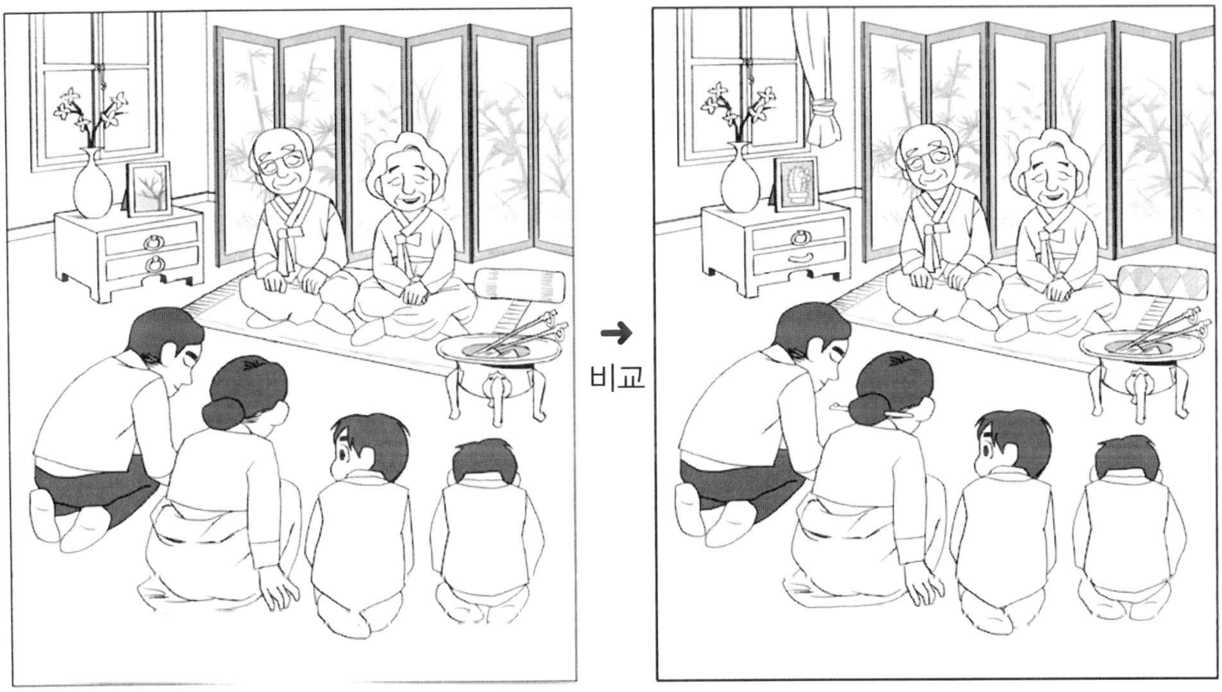

(　　　)년 (　)월 (　)일 (이름:　　　　　)

좌측과 우측의 두 그림을 비교하여 서로 다른 부분을 찾아 우측 그림에 동그라미 표시를 하세요(좌측 그림을 색칠한 후 날짜와 이름을 적어보세요).

✎ SNS 자랑하기

색칠하기가 한편 끝나면 사진을 찍어 친구들과 가족에게 자랑해 보세요. SNS에 올려 내가 색칠한 부분의 이유 등을 설명하는 것도 또 다른 즐거움이 될 것입니다. 활발한 소통은 시지각 발달과 인지력 향상에 아주 좋은 생활 습관입니다.

❶ 설날-세배

설날은 우리나라 명절의 하나로 정월 초하룻날(음력 1월 1일)입니다. 자녀들은 부모님과 집안 어른들께 세배를 드리고, 부모님과 어른들은 덕담과 함께 세뱃돈을 주십니다. 세배를 드리면서 "올해도 건강하시고 새해 복 많이 받으세요."라고 말씀드립니다.

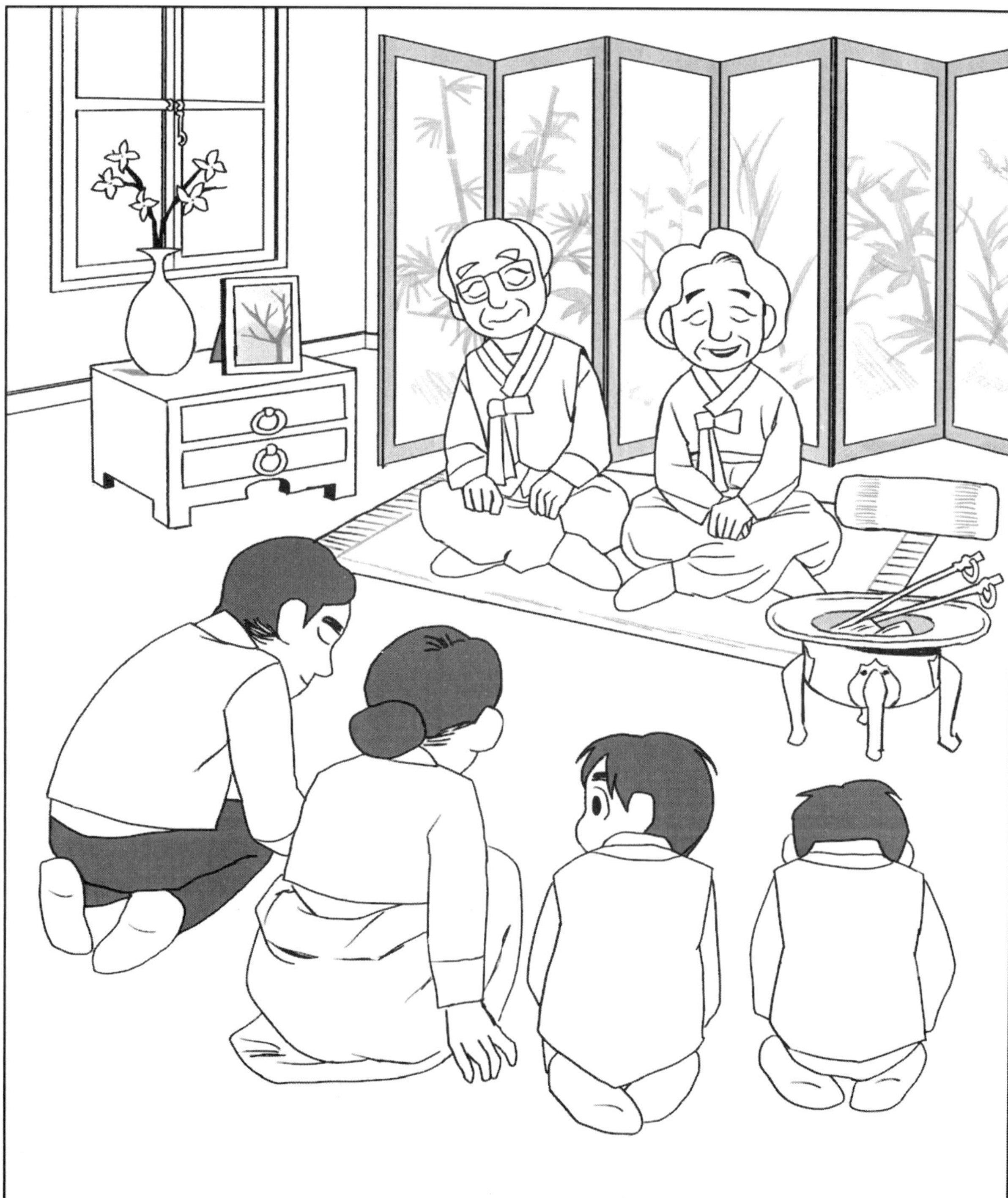

( )년 ( )월 ( )일 (이름:)

아래 그림은 좌측의 그림과 다른 부분이 5개 있습니다.
그것을 찾아서 동그라미 표시를 하세요.
다른 그림을 모두 찾은 후에는 좌측 그림에 원하는 색을 칠해보세요.

설날 아침에 먹는 음식으로 이것을 먹어야 나이를 한 살 더 먹게 된다고 합니다, 무엇일까요?

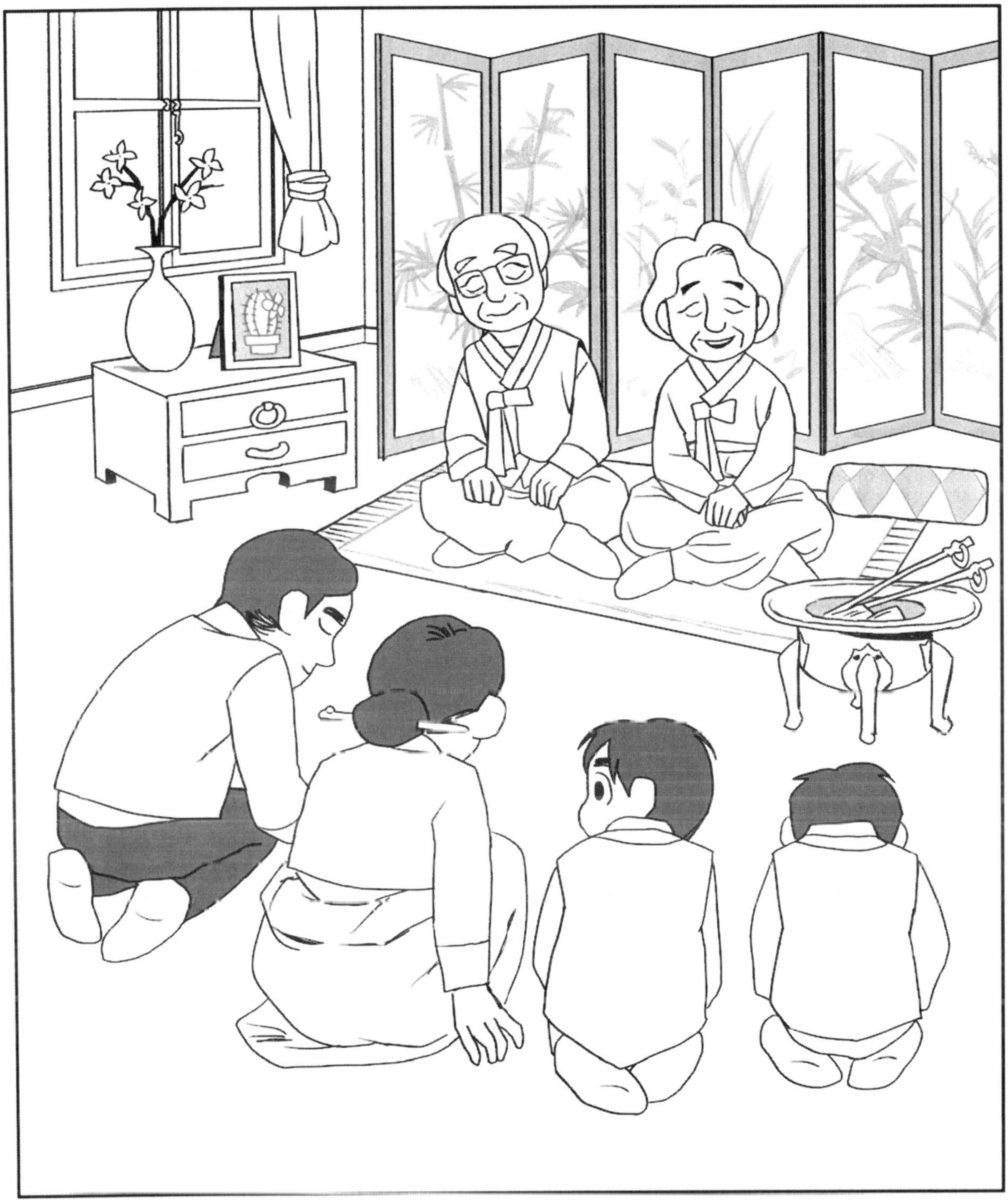

❷ 설빔

설날을 맞이하여 새로 장만하여 차려 입는 옷, 모자, 신발 등을 '설빔'이라고 합니다. 부모님이나 웃어른께 세배를 드리기 위해 온 가족이 설빔을 단정하게 차려 입고 집을 나섭니다.

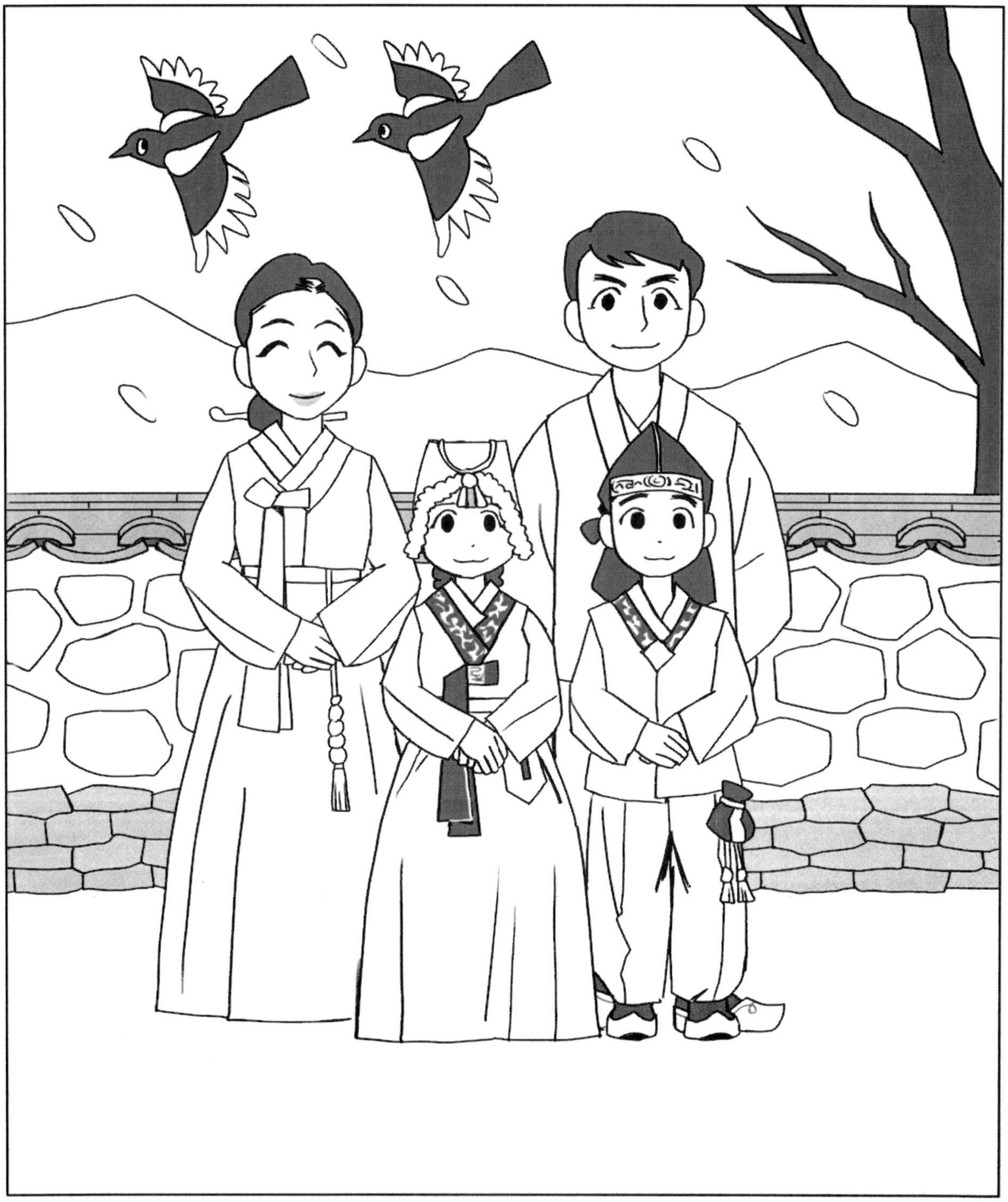

( )년 ( )월 ( )일 (이름:)

아래 그림은 좌측의 그림과 다른 부분이 5개 있습니다.
그것을 찾아서 동그라미 표시를 하세요.
다른 그림 찾기가 끝난 후에는 좌측 그림에 원하는 색을 칠해보세요.

우리나라의 고유한 옷으로 명절에 주로 입는 옷은 무엇인가요?

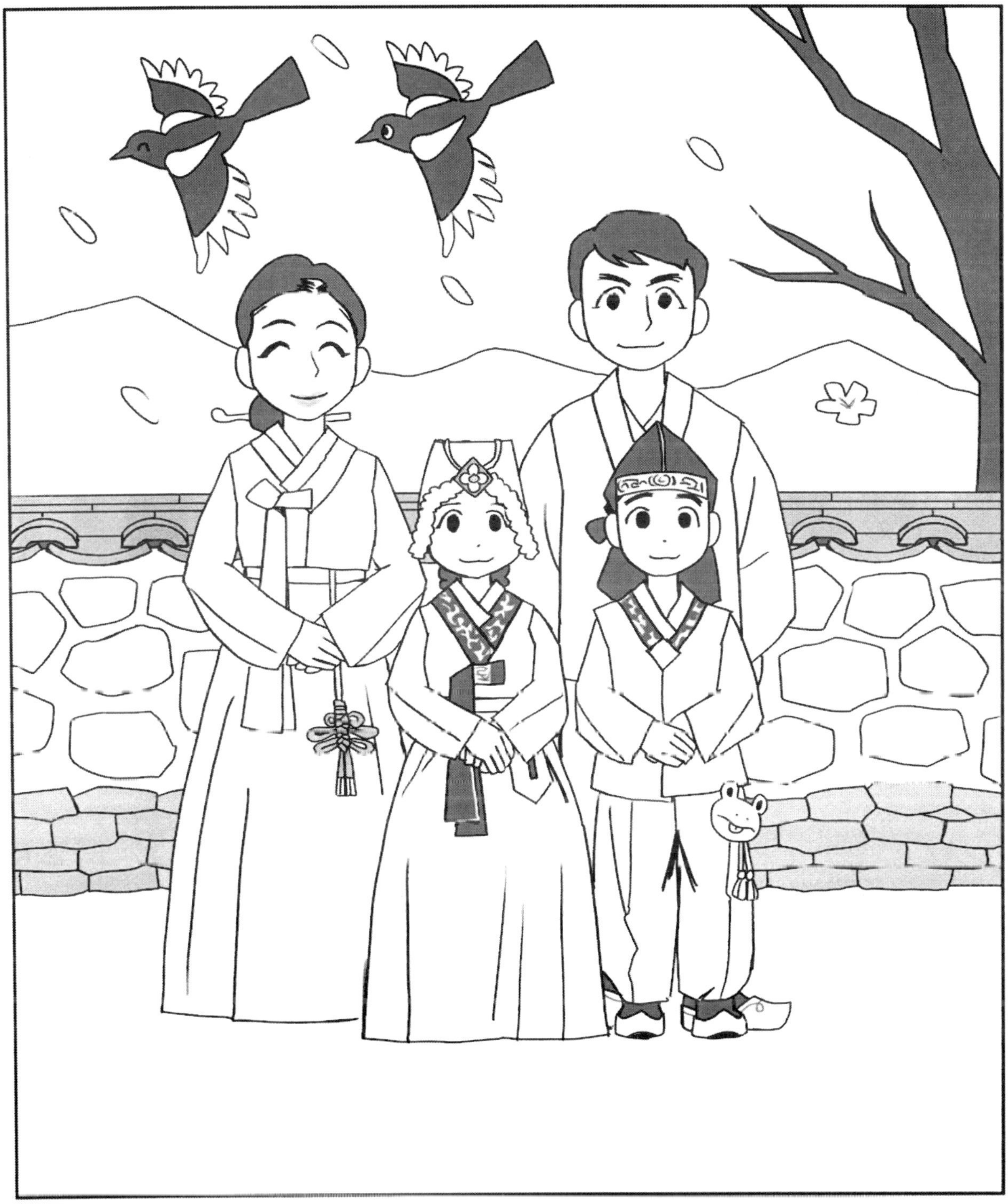

❸ 정월대보름 달집태우기

정월대보름에 소나무와 볏짚더미 등을 산처럼 쌓아올려 달집을 만들어 농악놀이와 지신밟기를 하다 둥근 보름달이 올라오면 달집에 불을 붙입니다. 빨갛게 타오르는 불꽃을 보며 마을의 안녕과 풍년을 기원하는 놀이입니다.

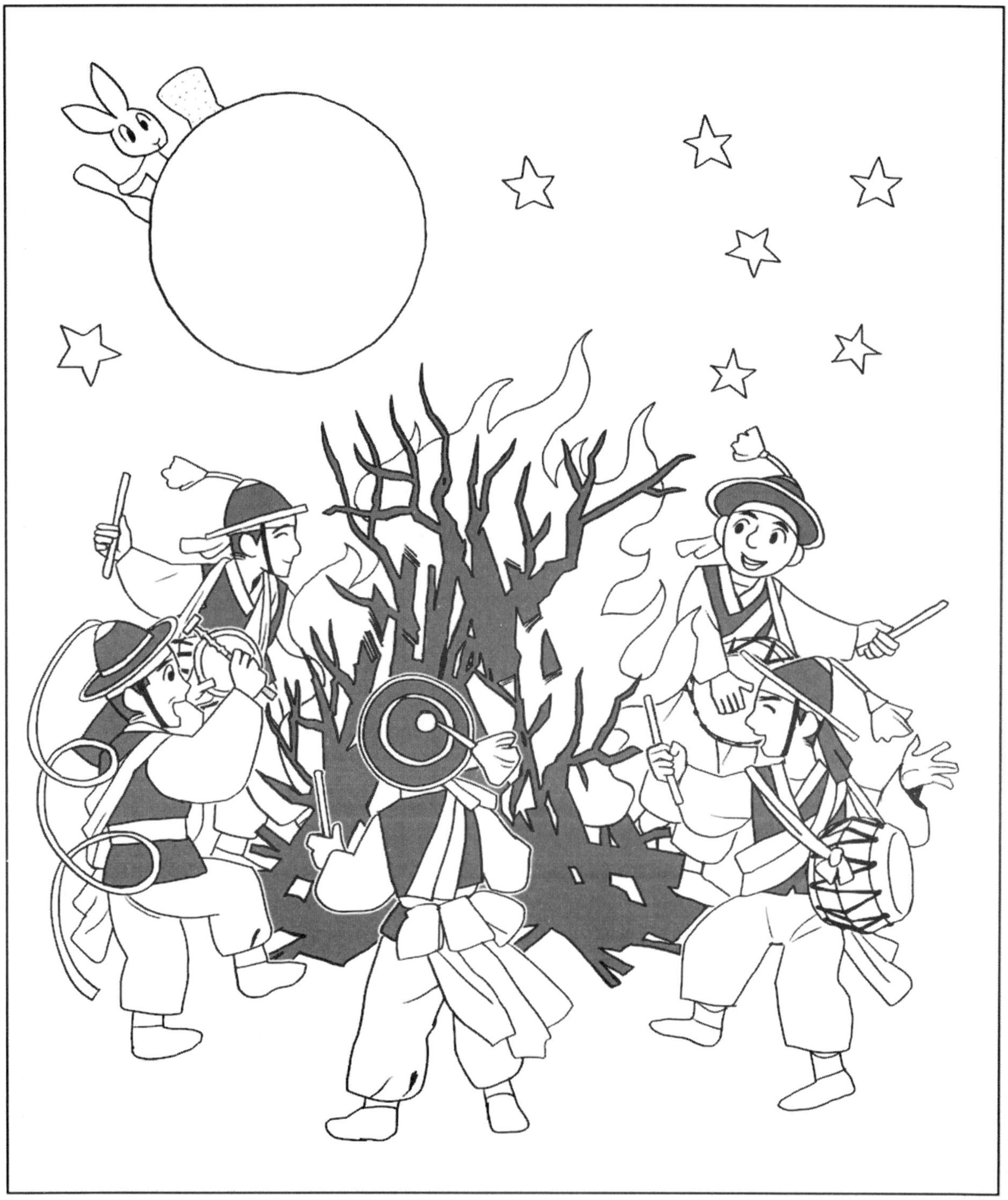

(　　　　)년 (　　　)월 (　　　)일　(이름:　　　　　　　　)

아래 그림은 좌측의 그림과 다른 부분이 6개 있습니다.
그것을 찾아서 동그라미 표시를 하세요.
다른 그림 찾기가 끝난 후에는 좌측 그림에 원하는 색을 칠해보세요.

정월대보름 둥근 보름달 속에 있는 동물은 무엇일까요?
그 동물은 달 속에서 무엇을 하고 있는지 말해보세요.

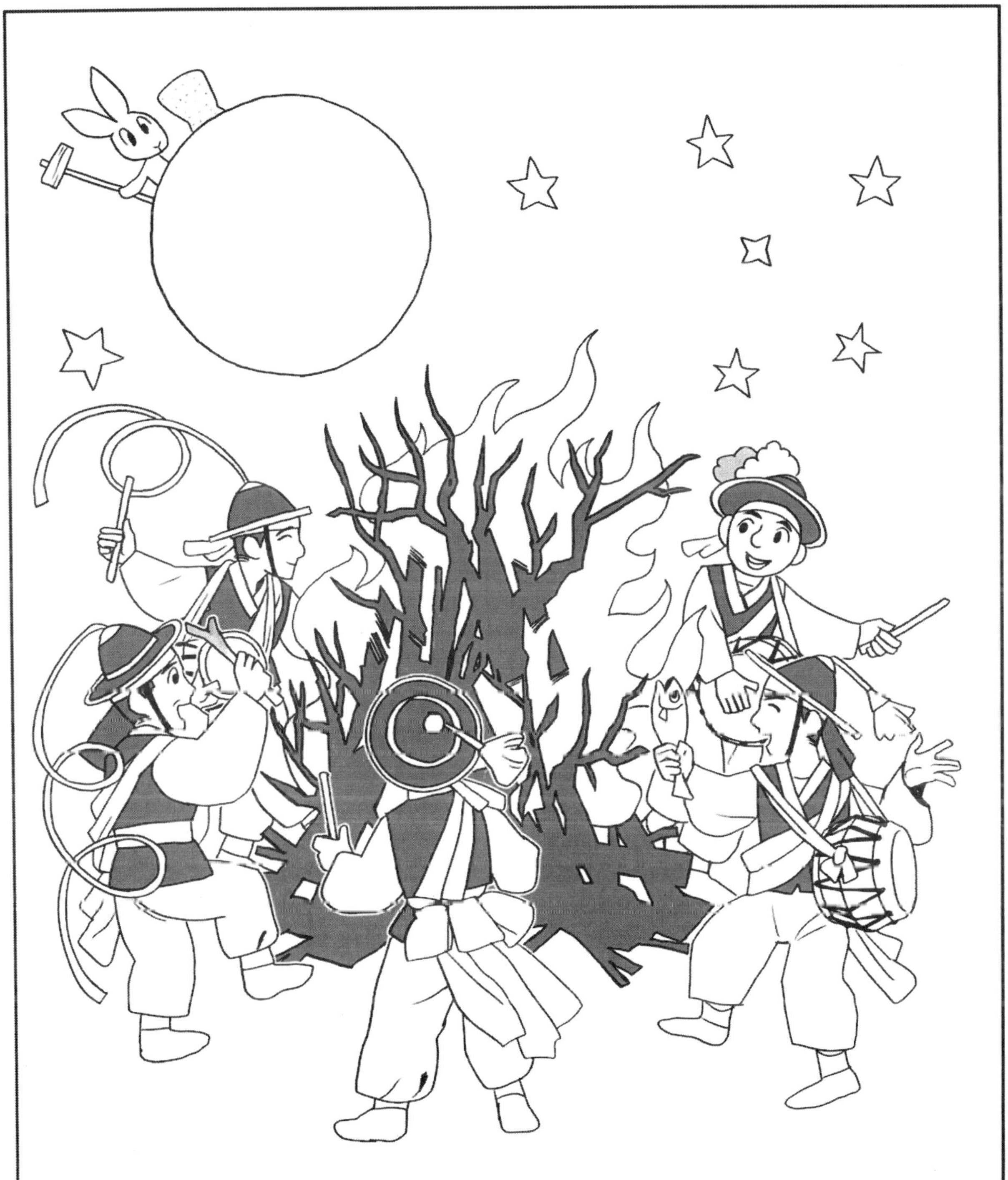

답 토끼가 떡방아를 찧고 있는 모습

❹ 입춘

입춘은 한국의 이십사절기 중 가장 먼저 시작됩니다. 한해의 시작으로 꽁꽁 얼었던 추운 겨울이 끝나고 봄이 시작됩니다. 이날은 '입춘대길', '건양다경'이라는 글자를 한지에 써서 대문이나 기둥, 대들보에 붙이며 길운을 기원합니다.

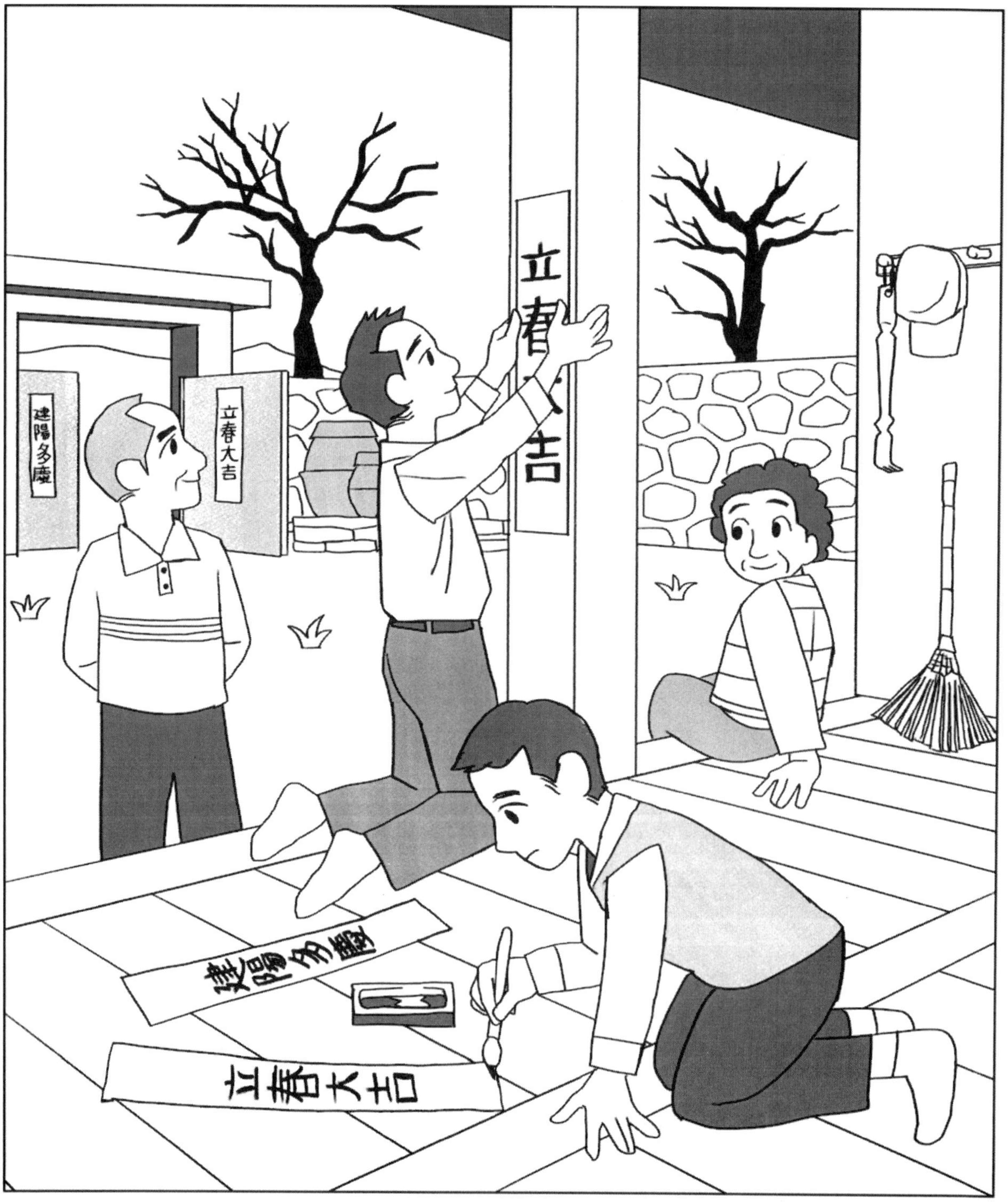

( )년 ( )월 ( )일 (이름:)

아래 그림은 좌측의 그림과 다른 부분이 <u>6개</u> 있습니다.
그것을 찾아서 동그라미 표시를 하세요.
다른 그림 찾기가 끝난 후에는 좌측 그림에 원하는 색을 칠해보세요.

'입춘대길'이란 무슨 뜻인가요?

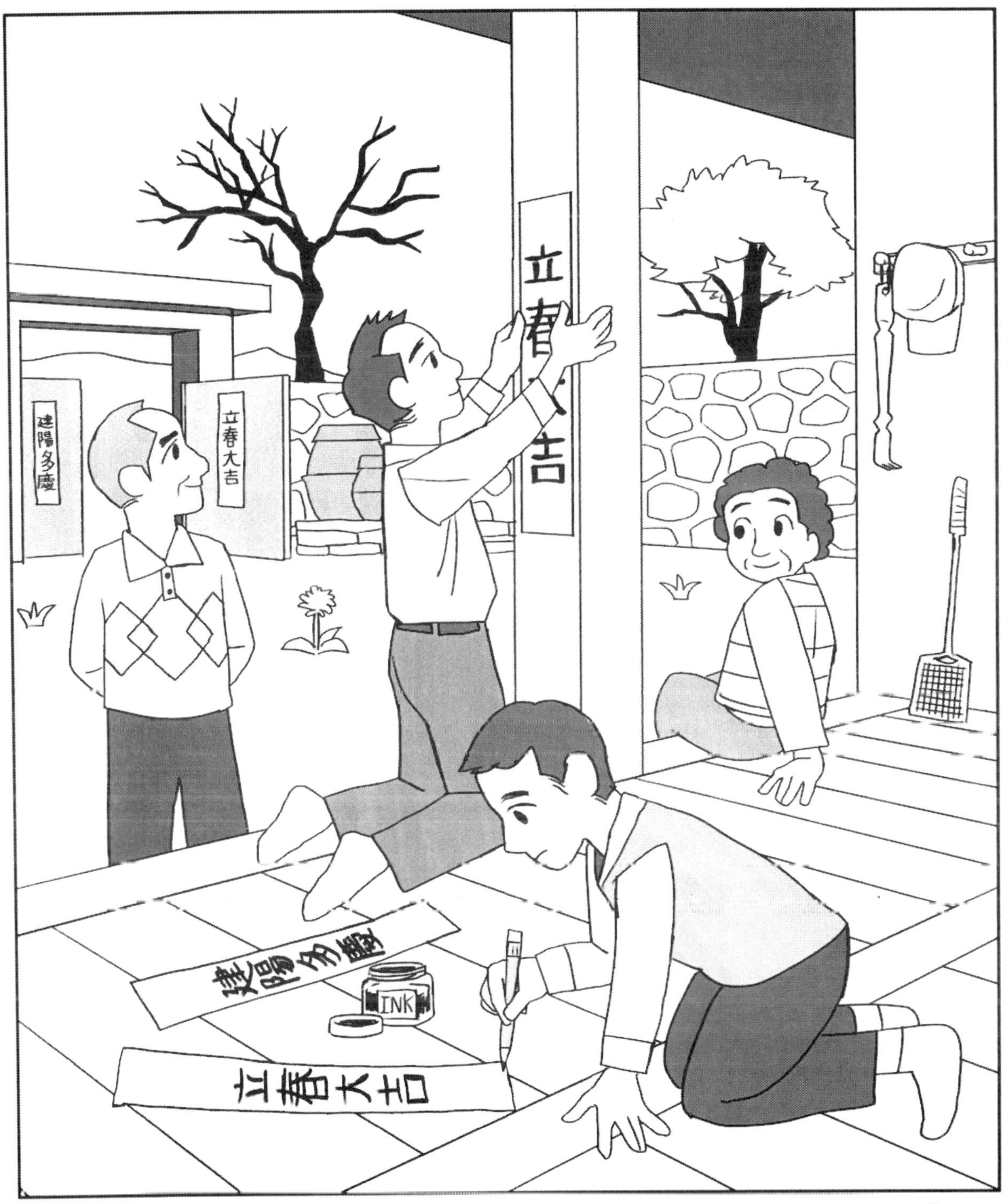

답 입춘을 맞이하여 길운을 기원하는 뜻

❺ 경칩

한국의 이십사절기 중 세 번째 절기로 땅속에서 동면하던 개구리가 깨어나는 날을 '경칩'이라고 합니다. 보리에 싹이 나고 봄이 시작되었습니다. 아버지가 들로 나가시다가 개구리가 폴짝 뛰어나오는 모습에 살짝 놀라십니다.

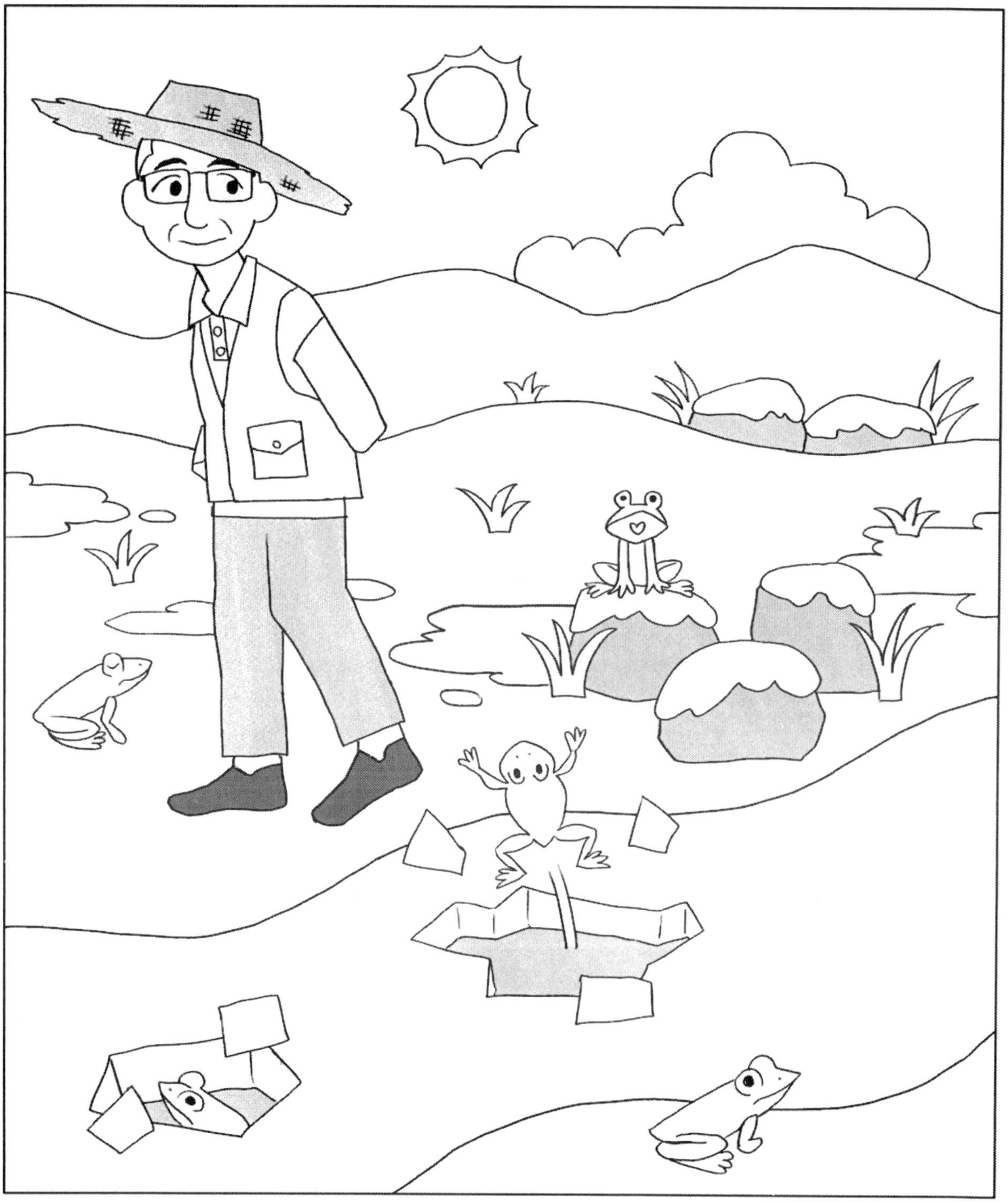

(　　　　)년 (　　　)월 (　　　)일　(이름:　　　　　　　)

아래 그림은 좌측의 그림과 다른 부분이 6개 있습니다.
그것을 찾아서 동그라미 표시를 하세요.
다른 그림 찾기가 끝난 후에는 좌측 그림에 원하는 색을 칠해보세요.

'경칩'에 겨울잠에서 깨어 밖으로 나오는 동물은 무엇인가요?

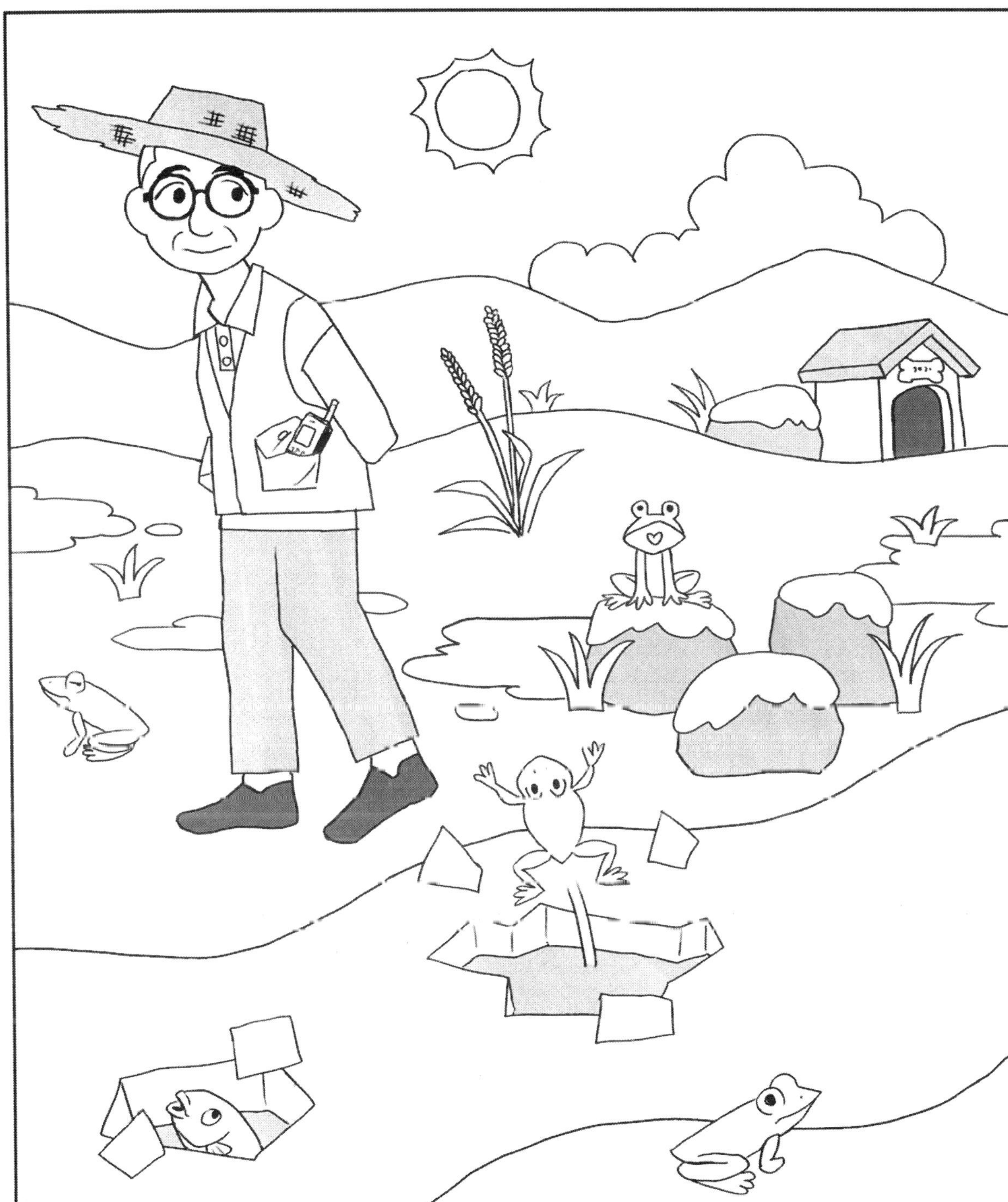

답 개구리

6 입학

유치원, 초·중·고교 등 공부하기 위해 학교에 들어가는 날은 마음이 약간 긴장되고, 무섭기도 하고 설레기도 합니다. 초등학교 입학하는 날 엄마와 함께 학교에 갑니다. 우리나라의 입학 시기는 일반적으로 3월 2일 ~ 3월 4일입니다.

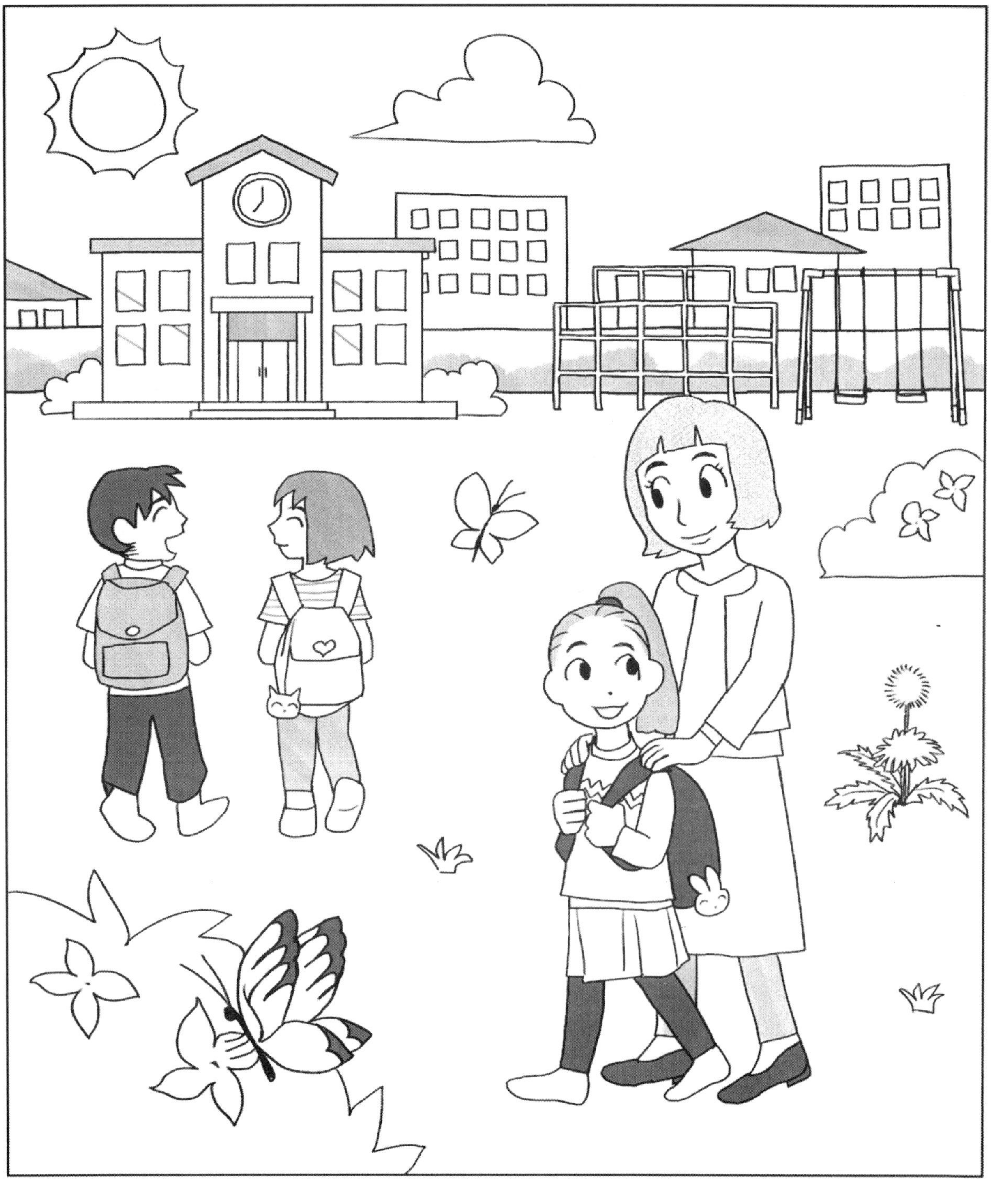

(　　　)년 (　　)월 (　　)일 (이름:　　　　　)

아래 그림은 좌측의 그림과 다른 부분이 <u>6개</u> 있습니다.
그것을 찾아서 동그라미 표시를 하세요.
다른 그림 찾기가 끝난 후에는 좌측 그림에 원하는 색을 칠해보세요.

초등학교에 입학하는 날 어머니는 아이의 왼쪽 가슴에 무언가를 달아주었습니다.
그것이 무엇일까요?

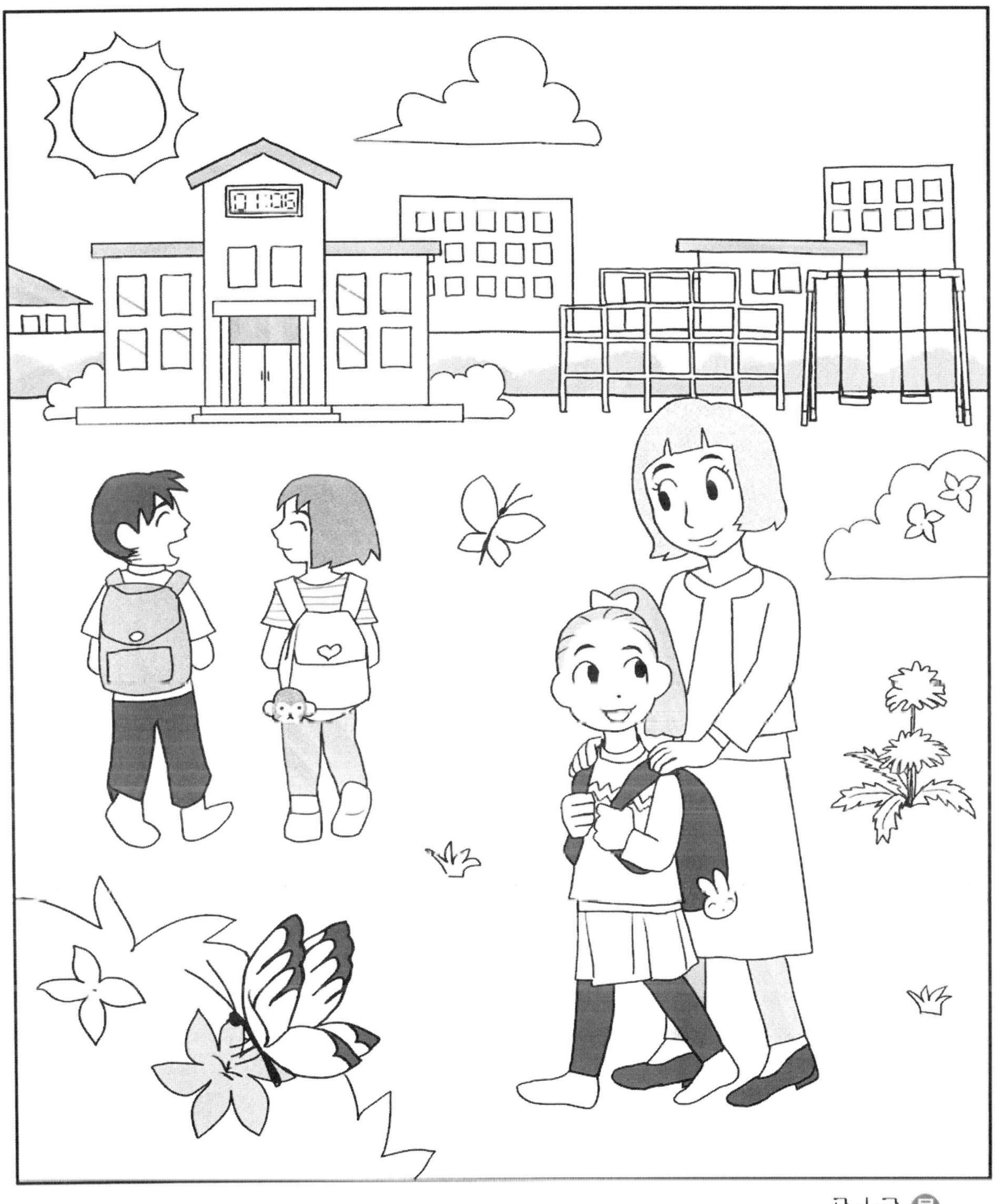

답 손수건

7 봉선화

봉선화는 햇볕이 드는 곳에서 잘 자라며 나쁜 환경에서도 비교적 잘 자라 우리나라 어디서나 볼 수 있는 꽃으로 '봉숭아'라고도 합니다. 꽃이 피면 소녀들은 봉선화 꽃잎을 찧어 손톱에 곱게 물을 들였습니다. 첫눈 올 때까지 봉숭아물이 손톱에 남아 있으면 첫사랑이 이루어진다고 합니다.

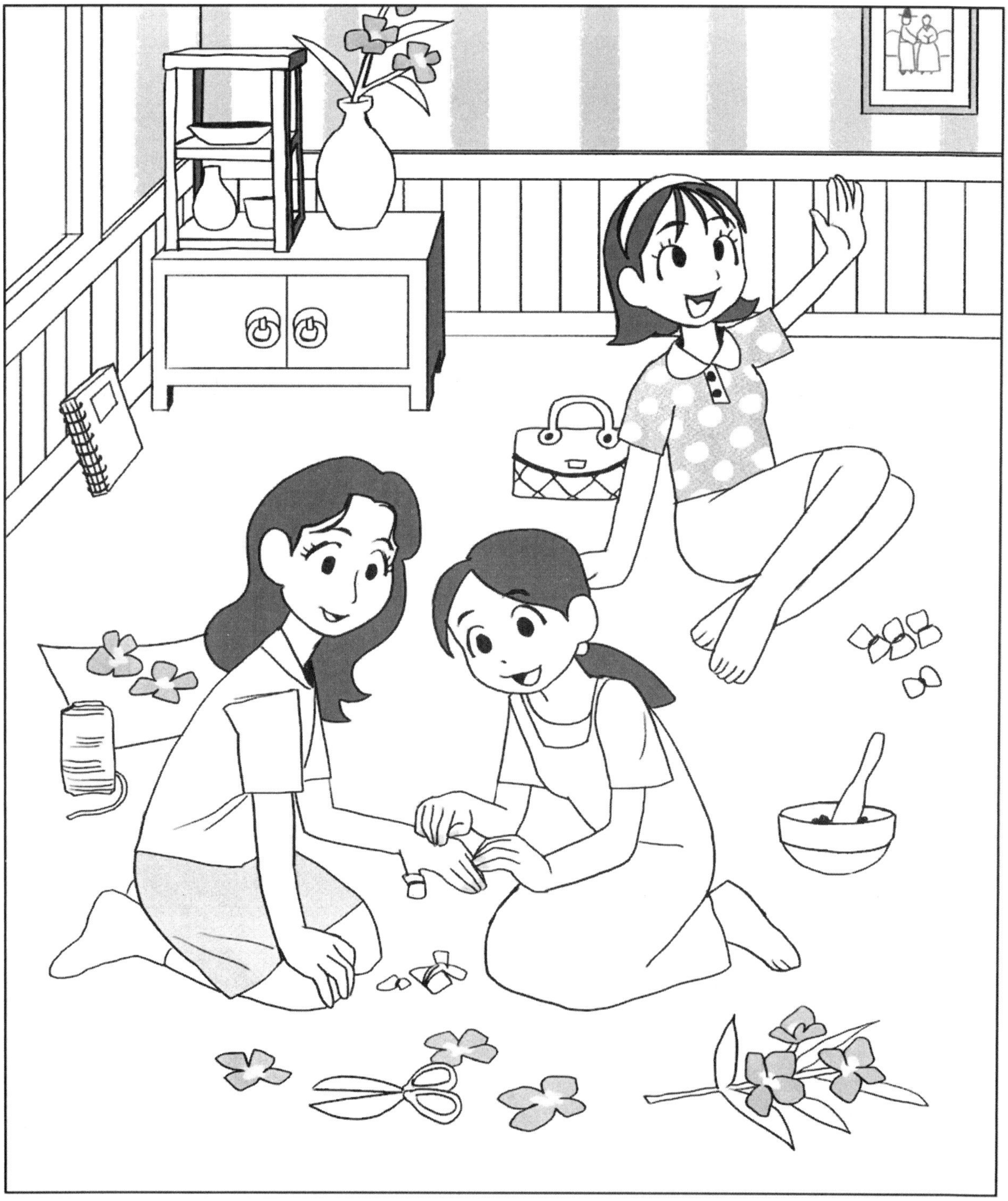

( )년 ( )월 ( )일 (이름 :)

아래 그림은 좌측의 그림과 다른 부분이 7개 있습니다.
그것을 찾아서 동그라미 표시를 하세요.
다른 그림 찾기가 끝난 후에는 좌측 그림에 원하는 색을 칠해보세요.

봉숭아물을 들일 때 색깔을 더욱 진하게 물들이기 위해 넣었던 것은 무엇일까요?

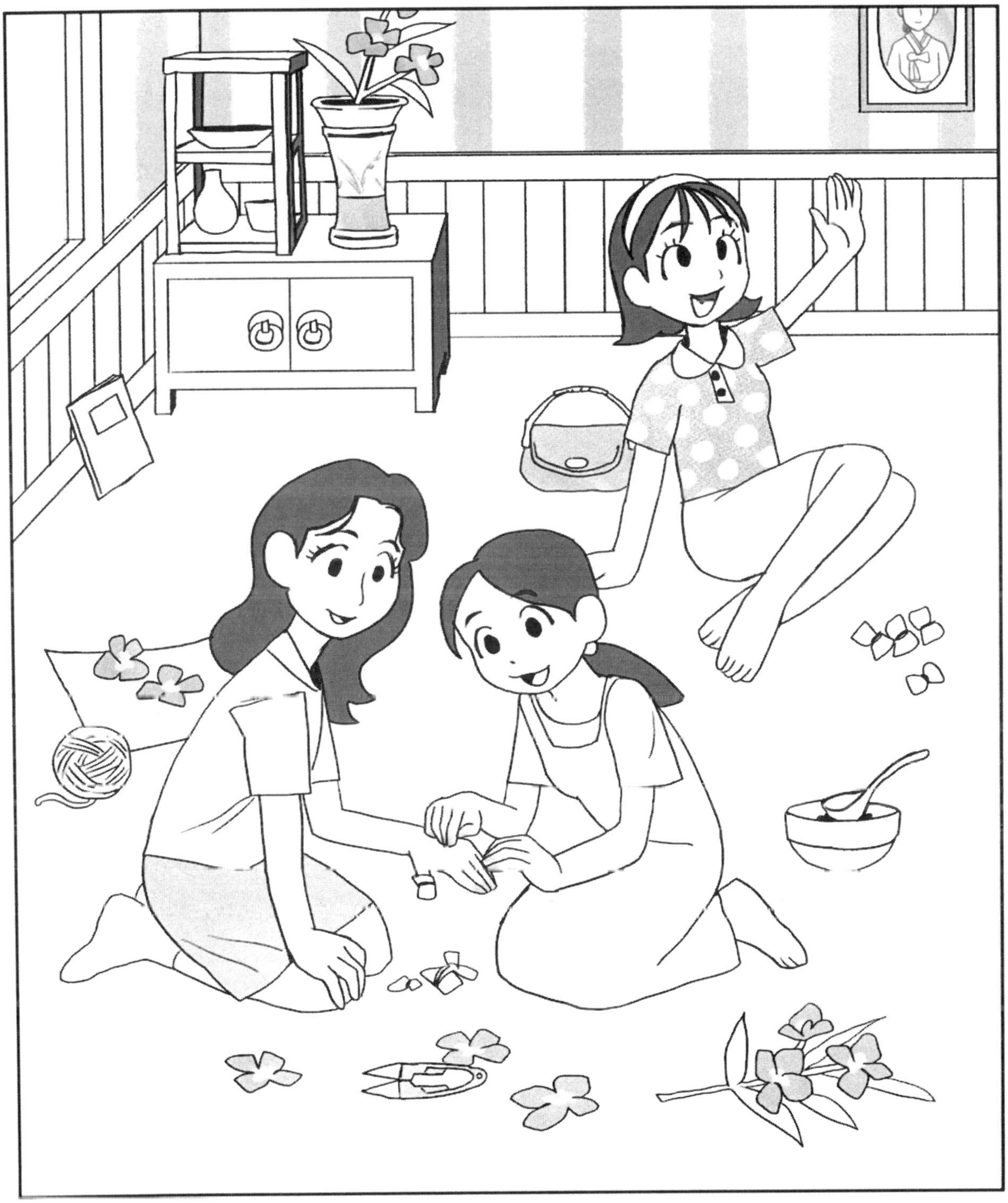

8 혼례

혼인을 할 때 수반되는 모든 의례와 절차를 '혼례' 라고 합니다. 혼례는 보통 신부의 집에서 치루며, 결혼식 날짜도 신부의 집에서 정했습니다. 전통적인 방식으로 혼례를 치릅니다. 연지곤지 찍고 사모관대하고, 신랑과 각시가 참 예쁩니다.

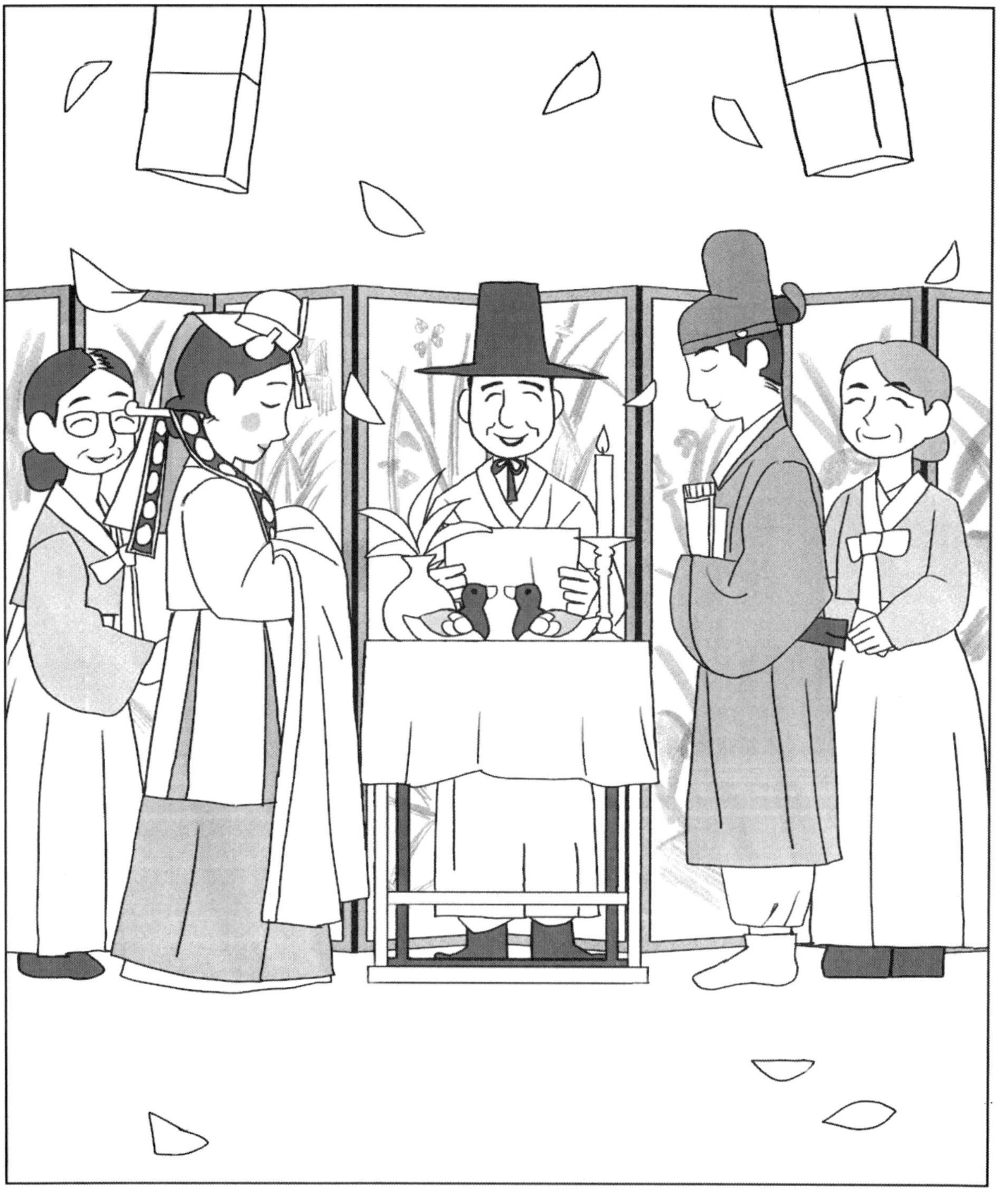

( )년 ( )월 ( )일 (이름:)

아래 그림은 좌측의 그림과 다른 부분이 8개 있습니다.
그것을 찾아서 동그라미 표시를 하세요.
다른 그림 찾기가 끝난 후에는 좌측 그림에 원하는 색을 칠해보세요.

전통혼례를 치르는 신부의 이마와 양 볼에 찍는 것을 무엇이라고 하나요?

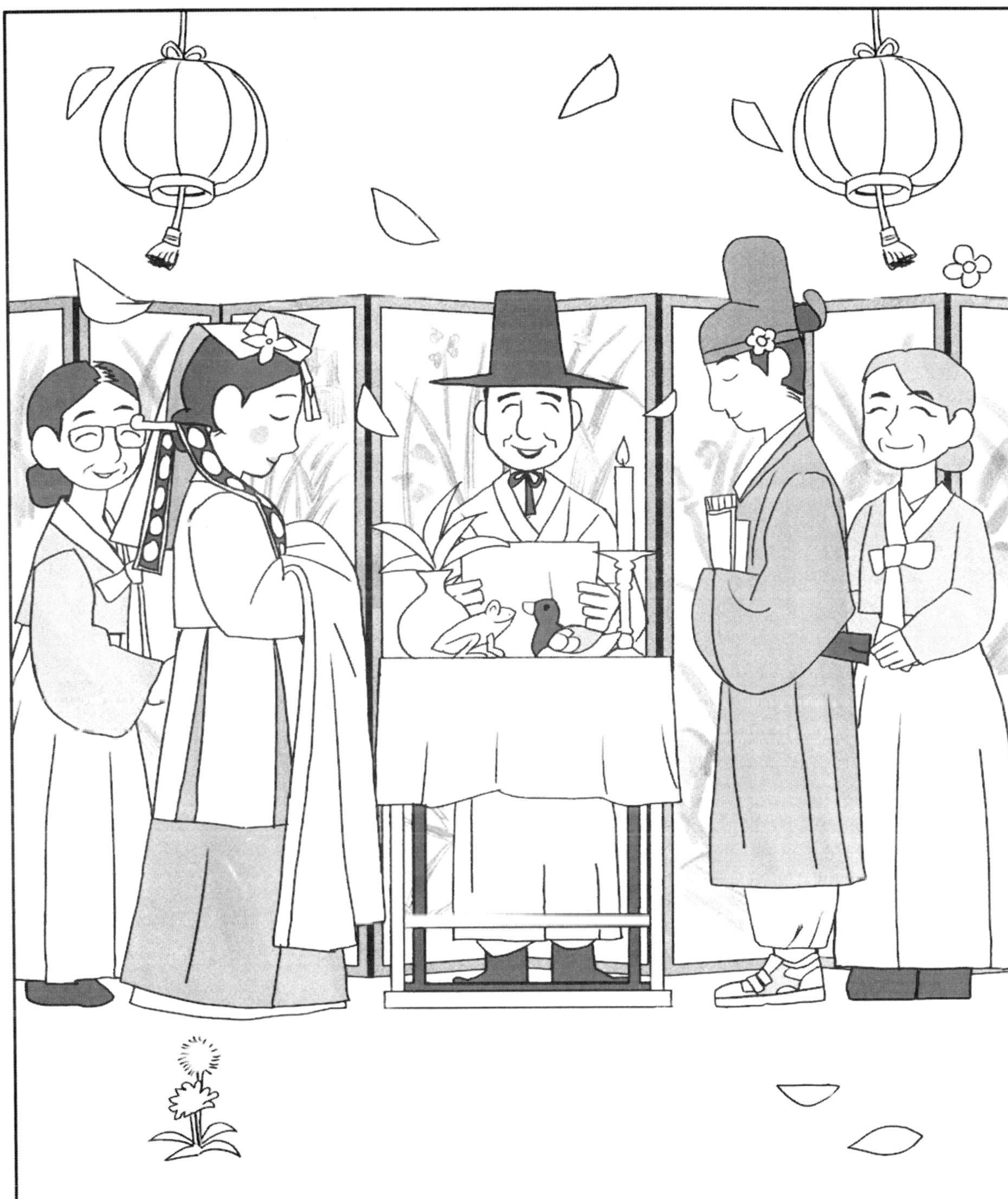

답 연지곤지

9 동상례

혼례를 마치면 신부의 친척들이 모여 신랑의 다리를 묶어 거꾸로 메 달고 발바닥을 때리면서 신랑다루기를 합니다. 신부의 집에서 거하게 술상을 차려 축배를 들며 신랑다루기를 하는 것입니다. 발바닥은 용천혈이란 혈 자리가 있고 이 부분을 때리면 남자의 기운을 돋우는데 좋다고 합니다.

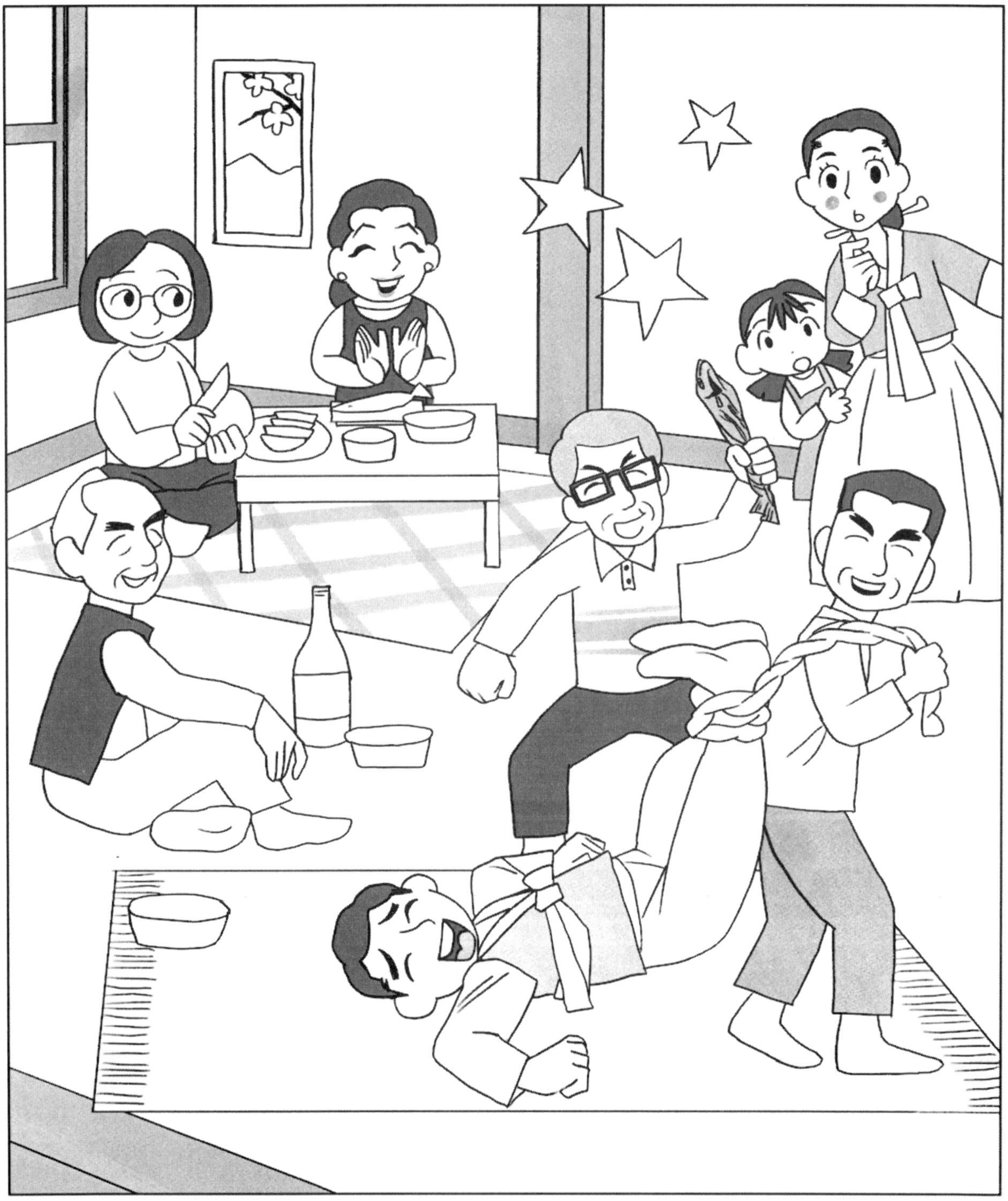

(　　　)년 (　　)월 (　　)일 (이름:　　　　　)

아래 그림은 좌측의 그림과 다른 부분이 8개 있습니다.
그것을 찾아서 동그라미 표시를 하세요.
다른 그림 찾기가 끝난 후에는 좌측 그림에 원하는 색을 칠해보세요.

동상례의 모습은 요즘에 쉽게 볼 수가 없습니다. 매를 맞으면서도 웃고 있는 신랑의 모습에 신부는 의아스럽고 신기한가 보네요.

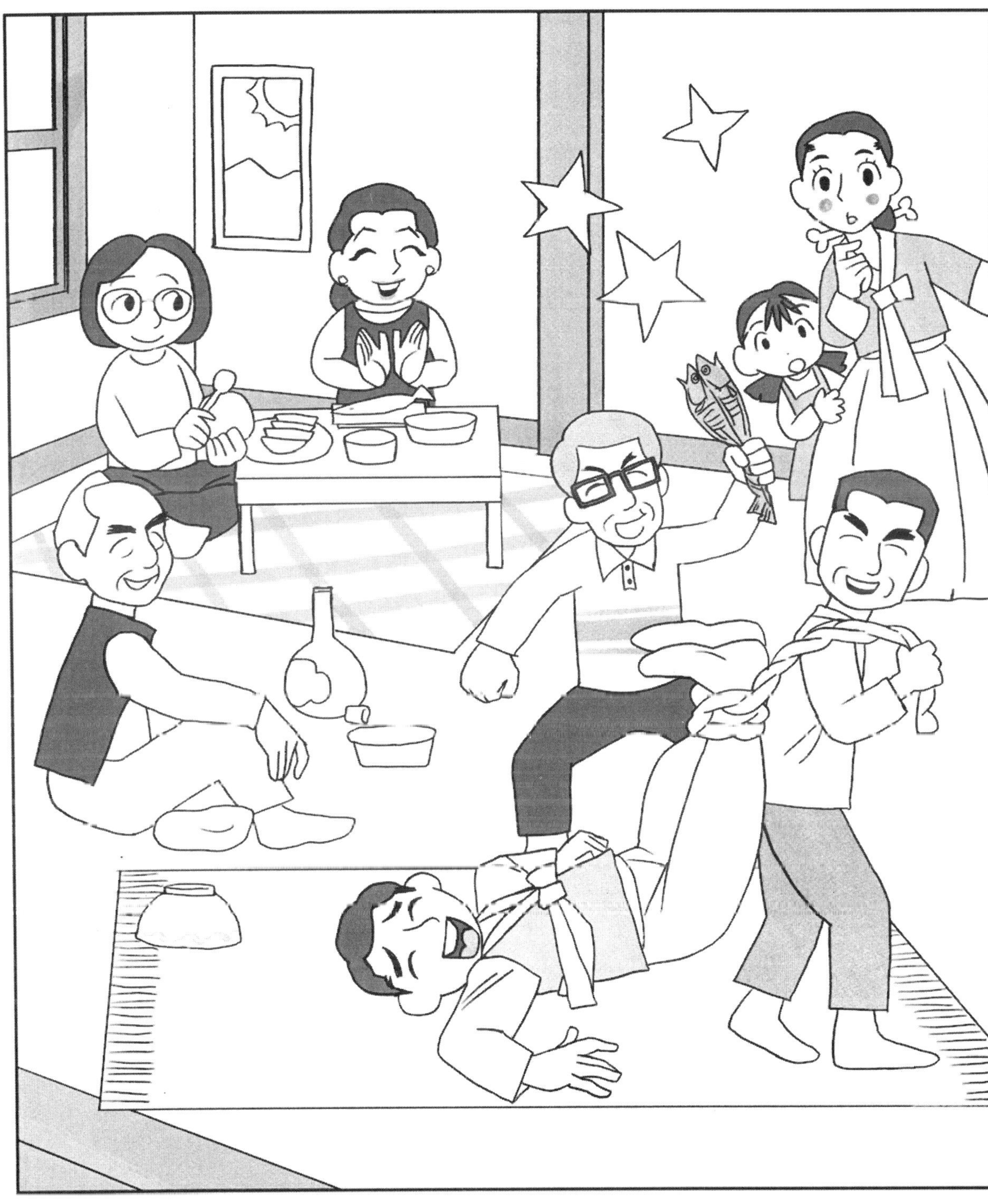

10

돌잔치

태어난 지 일 년이 되는 날을 '돌'이라 하고 이날 잔치를 합니다. 아이가 아프지 않고 무럭무럭 잘 자라기를 바라는 마음에 온 가족이 모였습니다. 아이가 돌잡이로 무엇을 잡을 것인지 다들 궁금해합니다. 옛날 우리나라는 공부를 열심히 해서 과거급제하라고 붓이나 책을 잡기를 바랐는데, 요즘은 의사가 되었으면 하는 마음에 청진기를 잡았으면 하고 바라나 보네요.

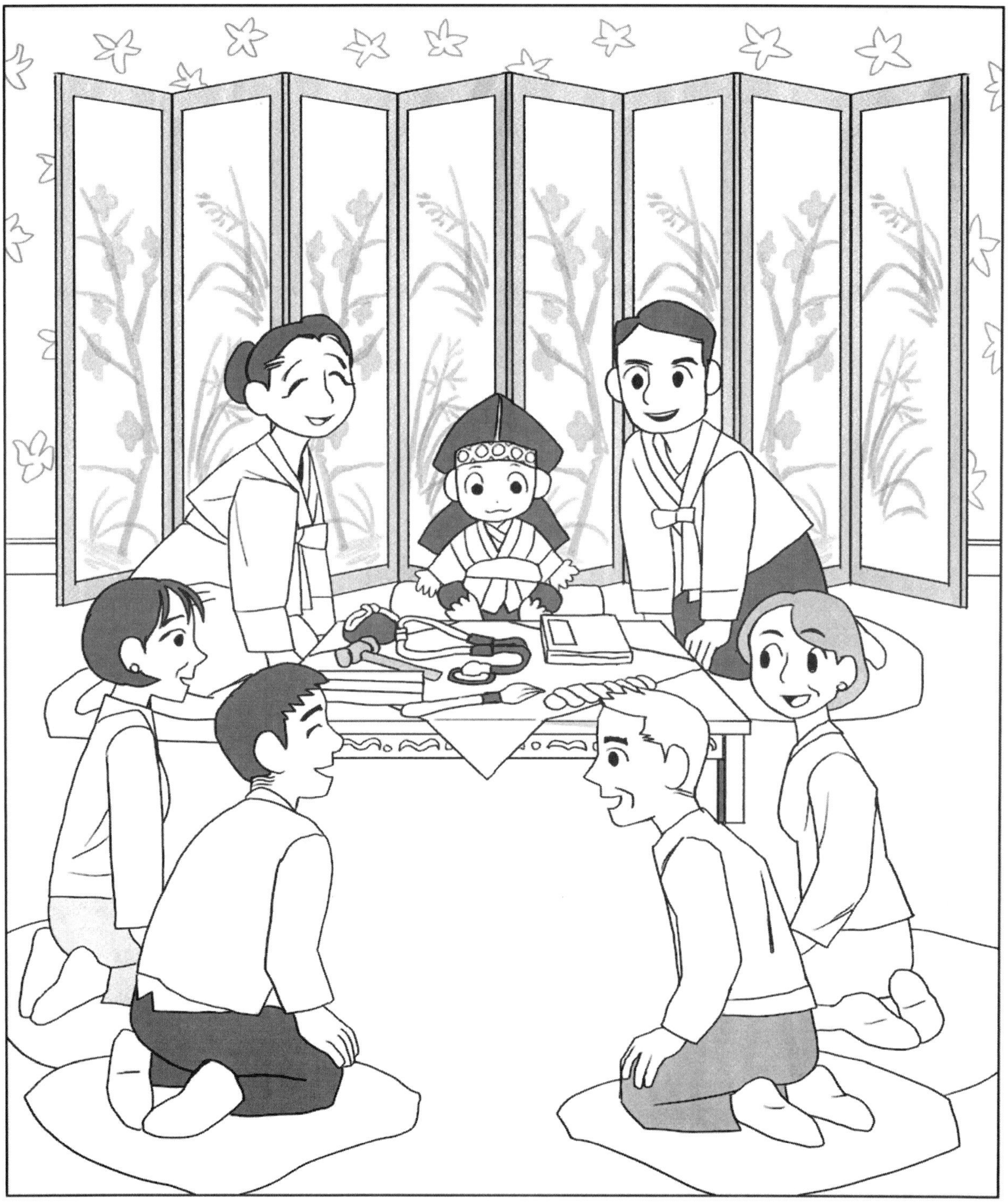

(   )년 (   )월 (   )일 (이름 :   )

아래 그림은 좌측의 그림과 다른 부분이 8개 있습니다.
그것을 찾아서 동그라미 표시를 하세요.
다른 그림 찾기가 끝난 후에는 좌측 그림에 원하는 색을 칠해보세요.

돌잡이 물건 중 아기가 건강하게 오래 살라는 의미로 목에 걸어주었던 것은 무엇일까요?

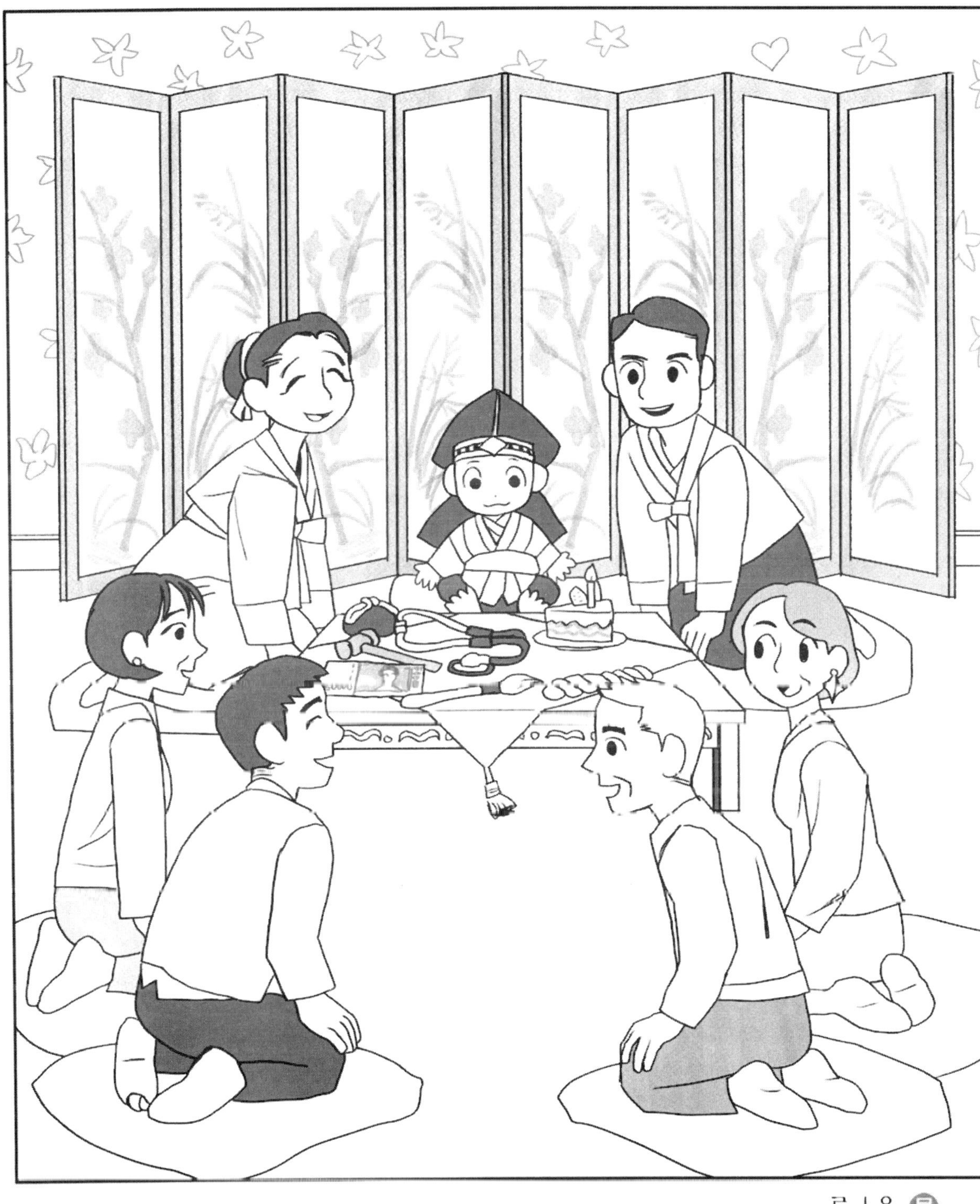

11

회갑

태어난 지 만 60년이 되는 날을 '회갑'이라고 합니다. 요즘은 회갑이란 말을 잘 사용하지 않는데 옛날에는 수명이 짧아 나이 50을 넘기기도 힘들어 회갑을 맞이하는 어르신을 위해 온 동네가 떠들썩하게 잔치를 벌였습니다.

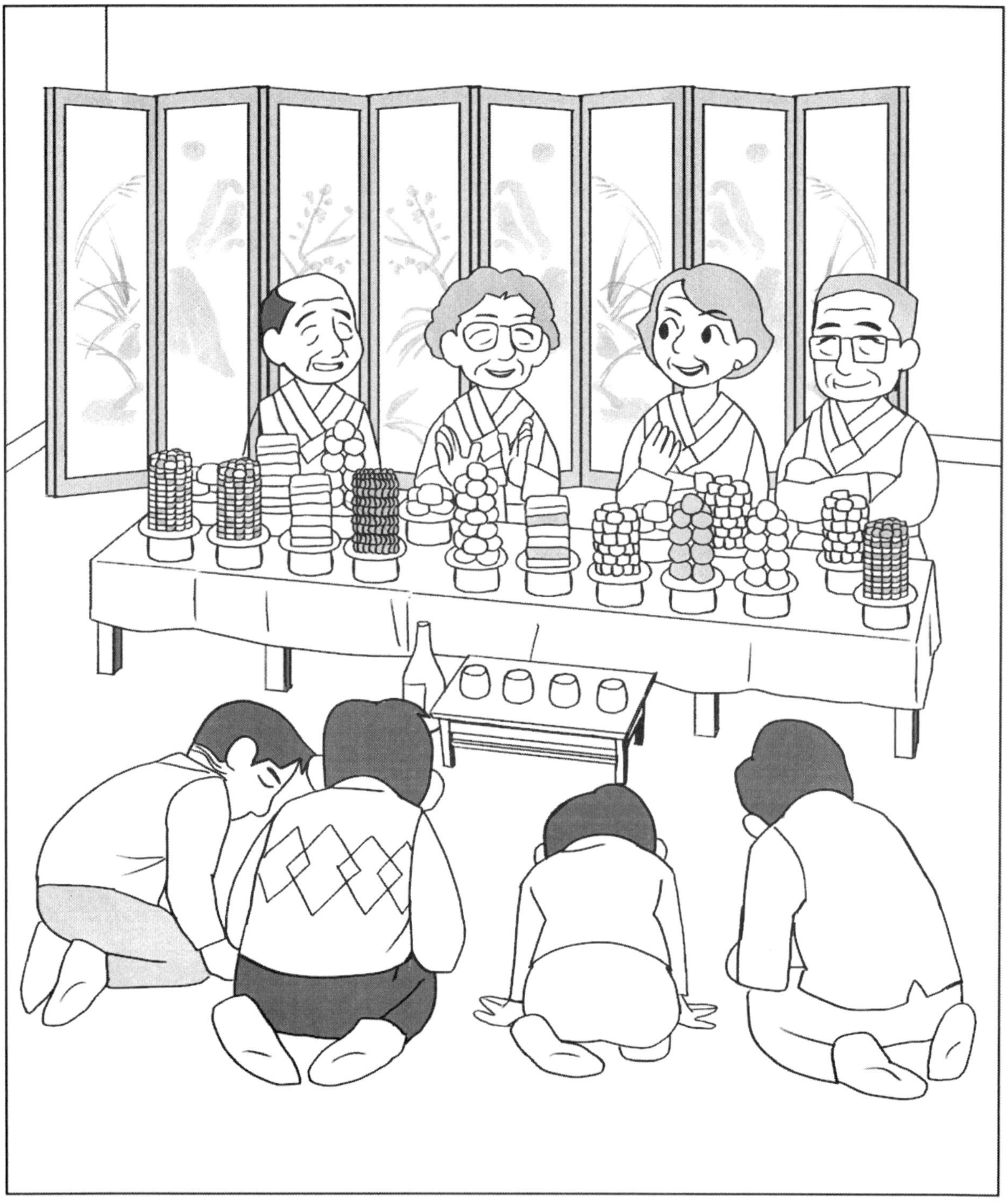

(　　　　)년 (　　　)월 (　　　)일　(이름 :　　　　　　　　)

아래 그림은 좌측의 그림과 다른 부분이 8개 있습니다.
그것을 찾아서 동그라미 표시를 하세요.
다른 그림 찾기가 끝난 후에는 좌측 그림에 원하는 색을 칠해보세요.

환갑은 만 60세의 생일로 회갑, 화갑이라고도 합니다.

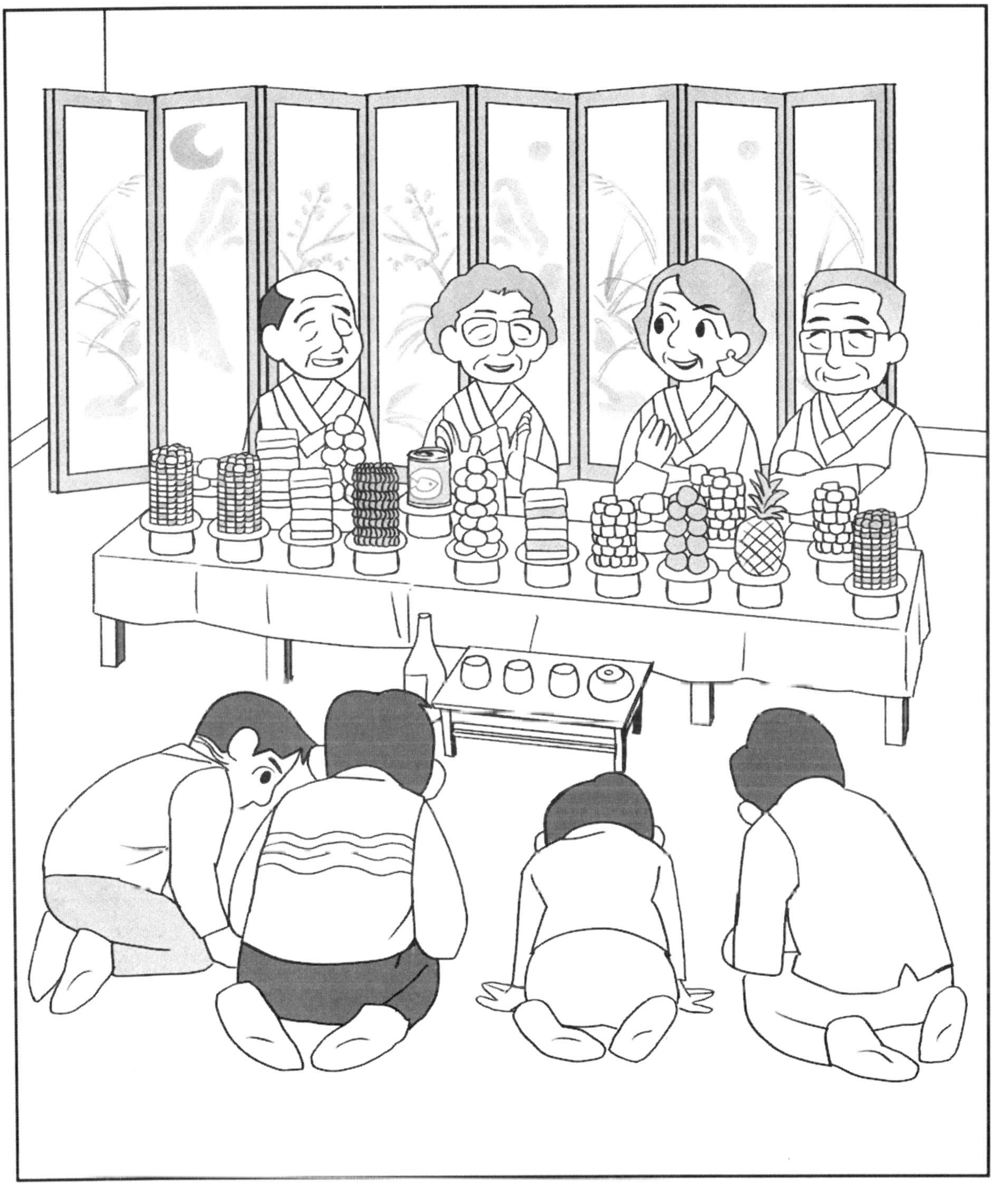

12

성묘-한식, 추석

성묘는 한식(음력 3월)과 추석(음력 8월)에 합니다. 조상님의 산소를 찾아 허물어진 산소에 떼를 입혀 수리하며 제사를 지내고, 가을에는 벌초를 하고 제사를 지냈습니다. 우리나라는 지금도 조상님 산소를 돌보는 것을 년 중 중요한 행사로 여기고 있습니다.

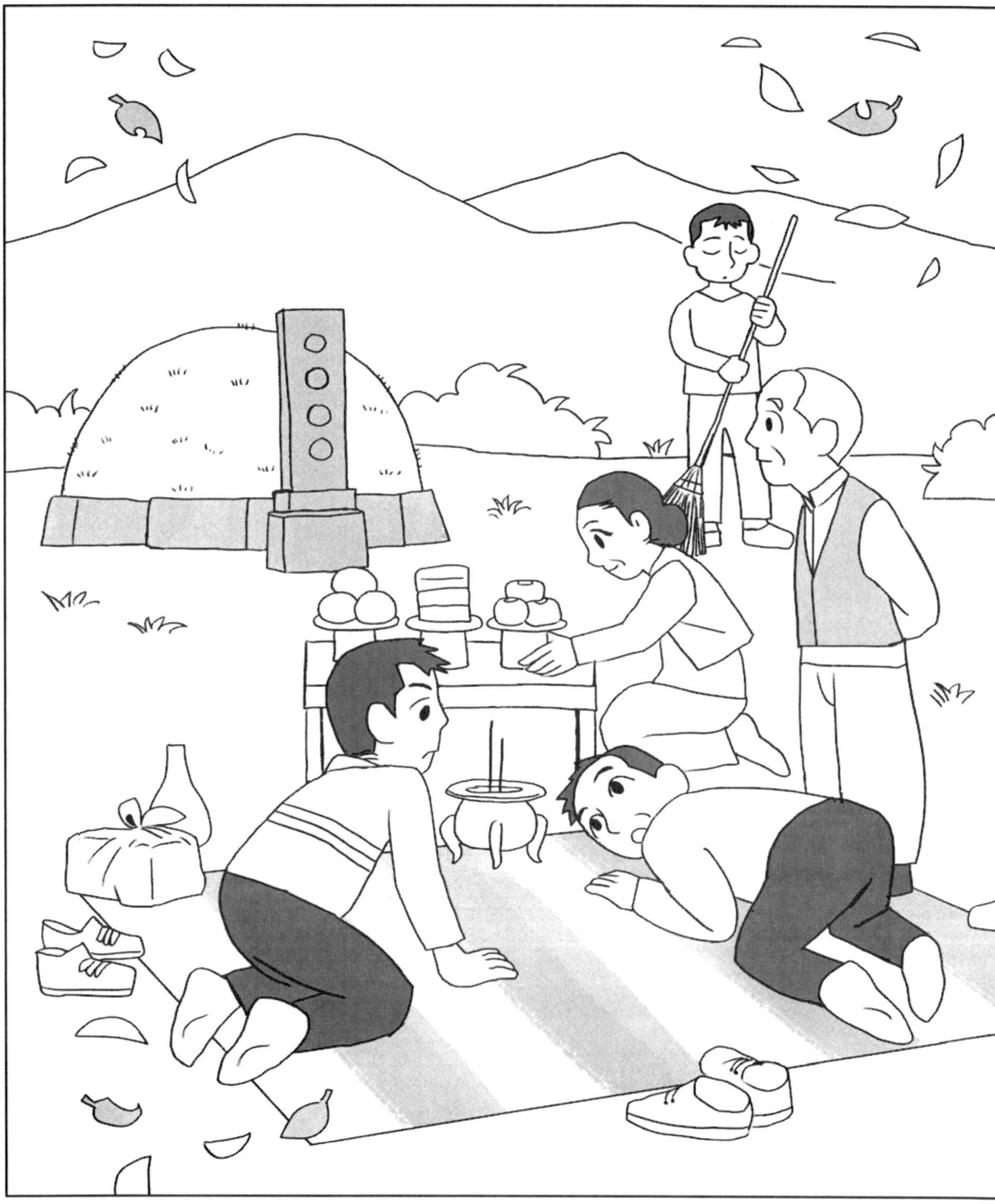

(　　　)년 (　　)월 (　　)일 (이름 :　　　　　　)

아래 그림은 좌측의 그림과 다른 부분이 8개 있습니다.
그것을 찾아서 동그라미 표시를 하세요.
다른 그림 찾기가 끝난 후에는 좌측 그림에 원하는 색을 칠해보세요.

한식이나 추석에는 벌초를 하러 고향이나 선산을 찾습니다.
여러분의 고향은 어디인가요?

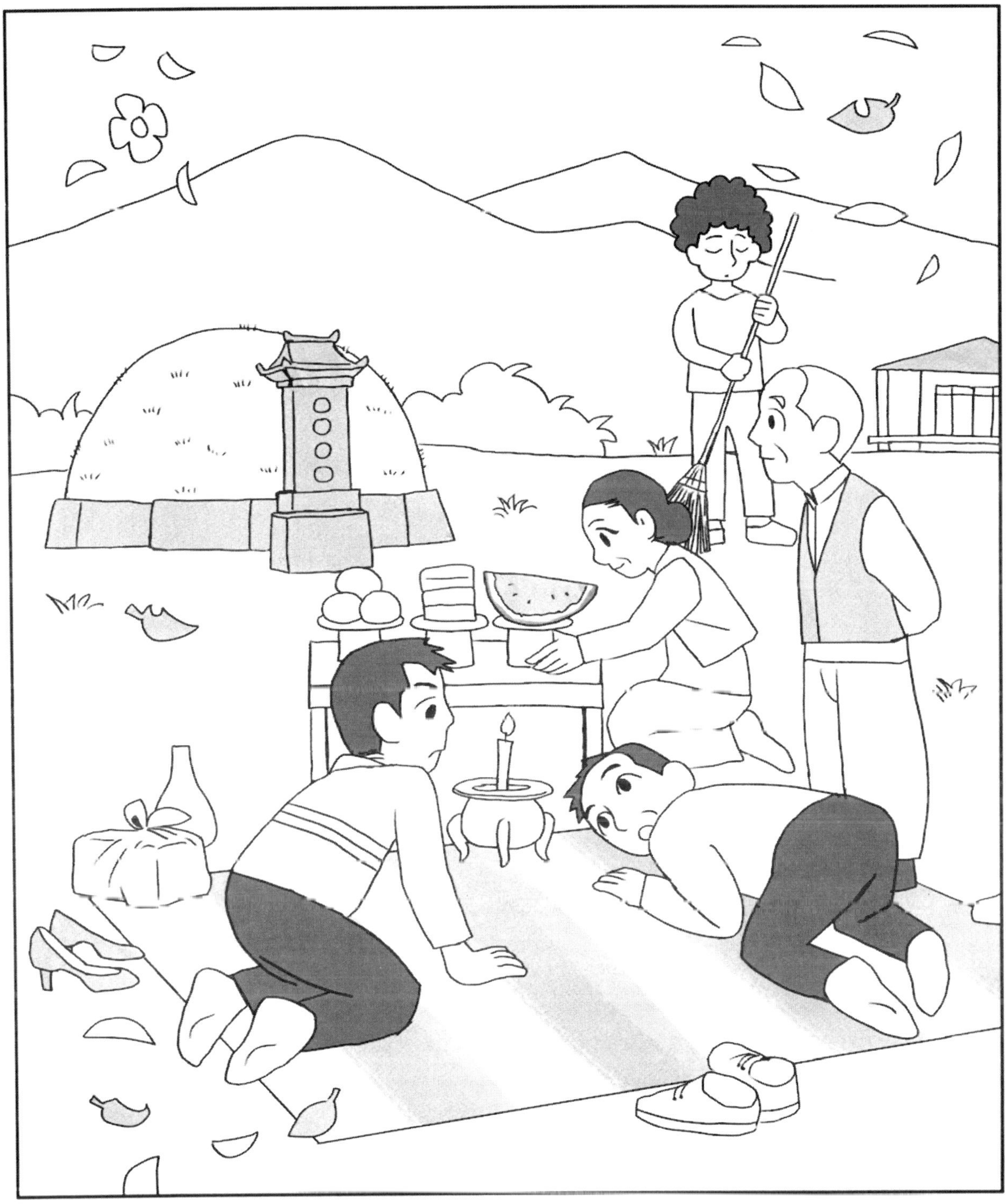

13 모내기-농악

모내기는 우리나라의 가장 중요한 일입니다. 농경 사회인 우리 민족은 고된 모내기 등을 마치면 흥겹게 농악을 울리며 온 마을이 잔치를 벌입니다. 고된 일을 함께한 황소도 모내기를 마치고 집으로 돌아오는 걸음이 가볍습니다.

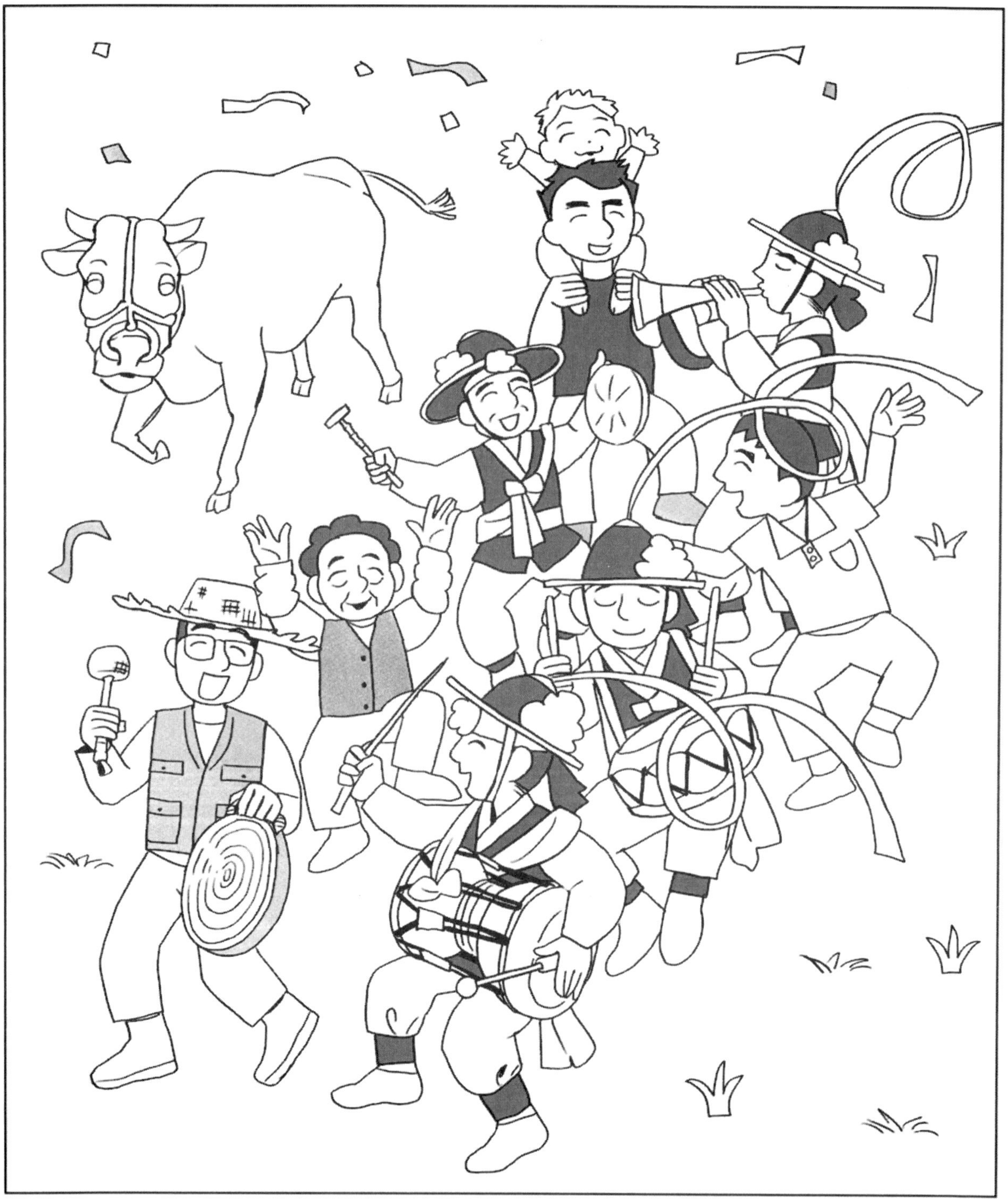

(　　　)년 (　　)월 (　　)일 (이름:　　　　　)

아래 그림은 좌측의 그림과 다른 부분이 8개 있습니다.
그것을 찾아서 동그라미 표시를 하세요.
다른 그림 찾기가 끝난 후에는 좌측 그림에 원하는 색을 칠해보세요.

농악은 사물놀이가 앞장을 섭니다.
사물놀이에 사용하는 악기는 무엇일까요?

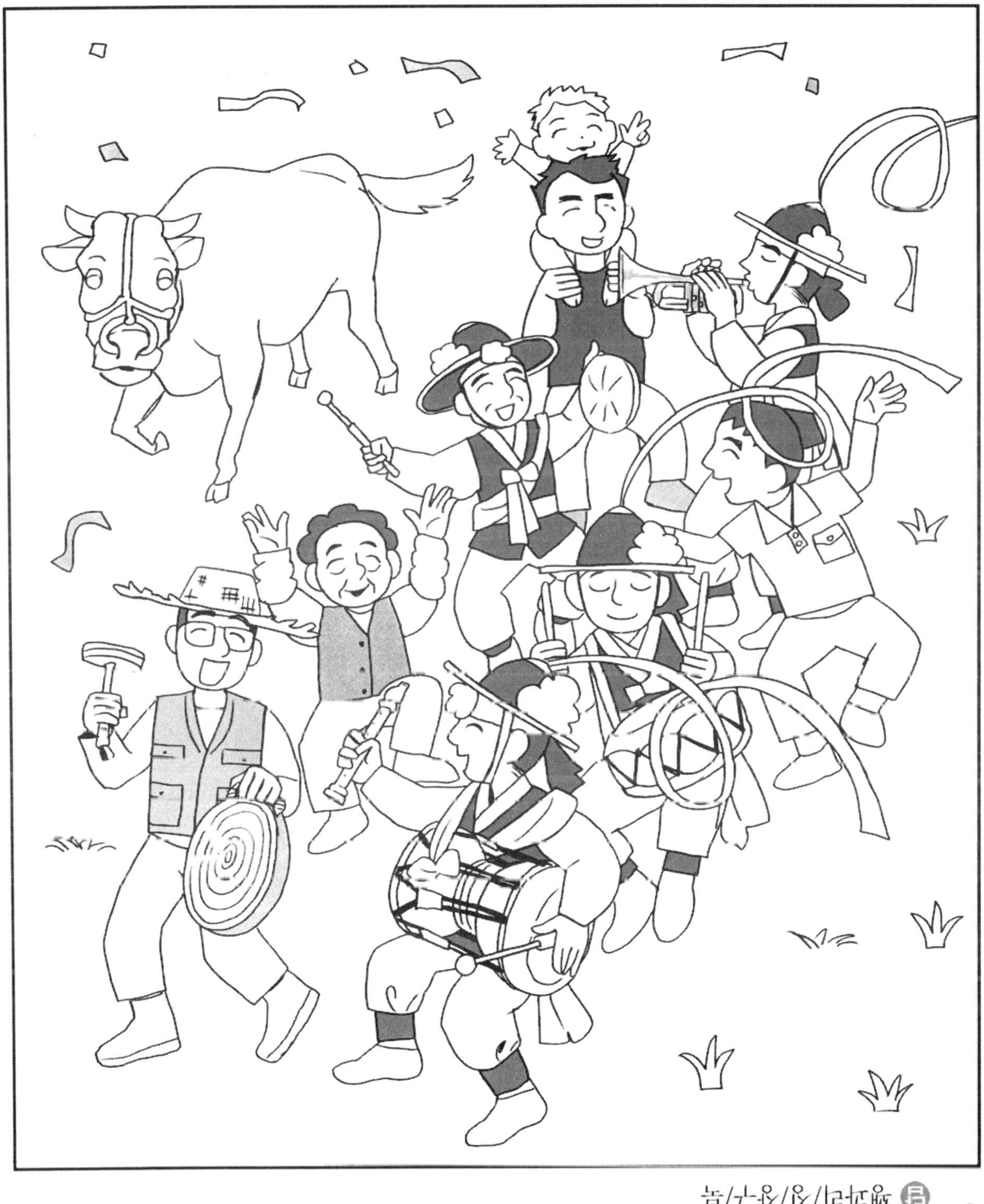

14 단오

단오는 일 년 중 가장 양기가 왕성한 날이라 하여 큰 명절로 여겼습니다. 모내기를 끝내고 풍년을 기원하는 제사이기도 하고, 이날은 단오떡을 해먹고 여자는 창포물에 머리를 감고 그네를 뛰며, 남자들은 씨름을 하면서 하루를 즐겁게 보냅니다. 강릉단오제는 우리나라를 대표하고 세계문화유산으로 올라있습니다.

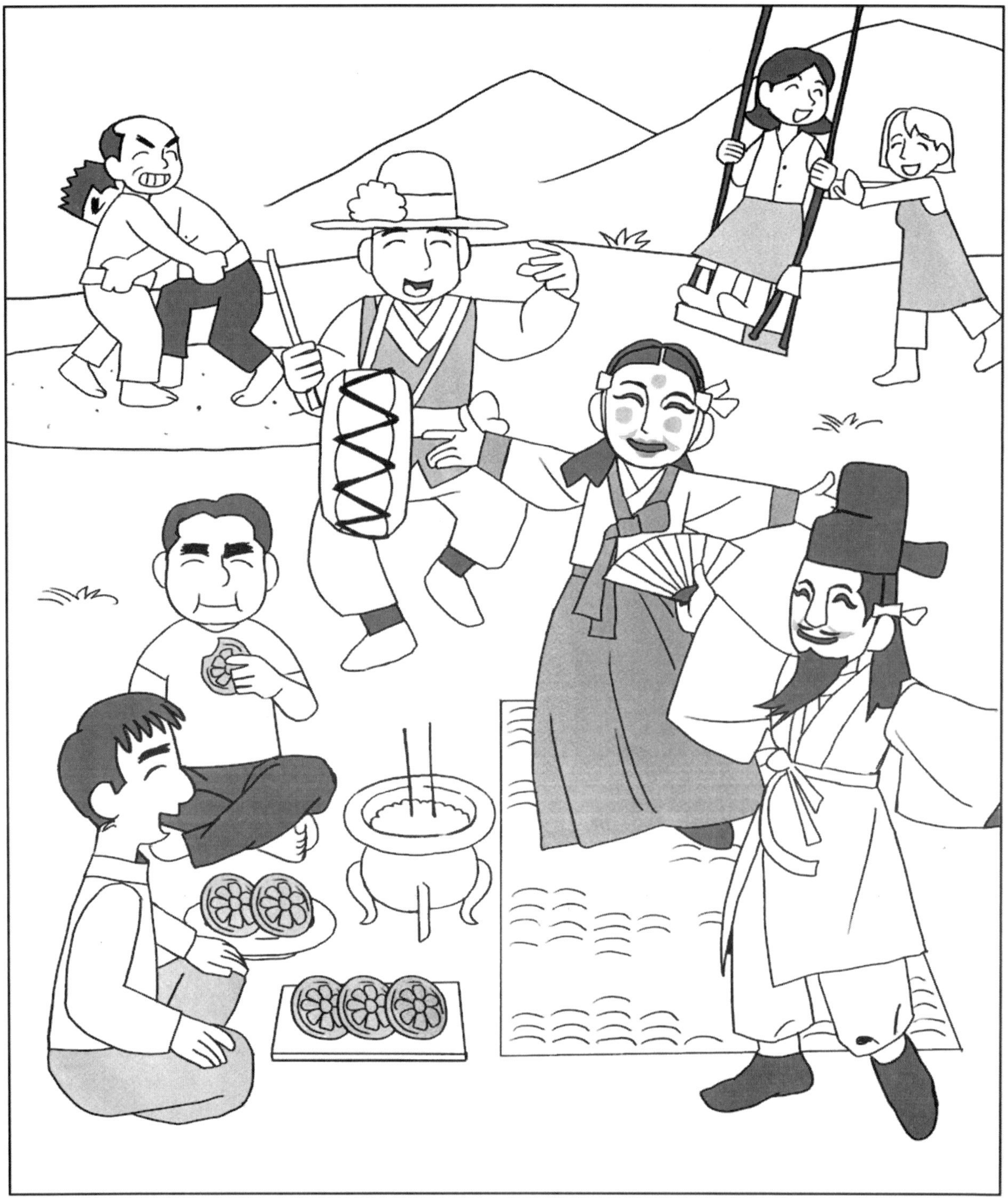

(   )년 (   )월 (   )일   (이름:)

아래 그림은 좌측의 그림과 다른 부분이 8개 있습니다.
그것을 찾아서 동그라미 표시를 하세요.
다른 그림 찾기가 끝난 후에는 좌측 그림에 원하는 색을 칠해보세요.

전통적으로 씨름에서 이긴 장사에게 주었던 상은 무엇일까요?

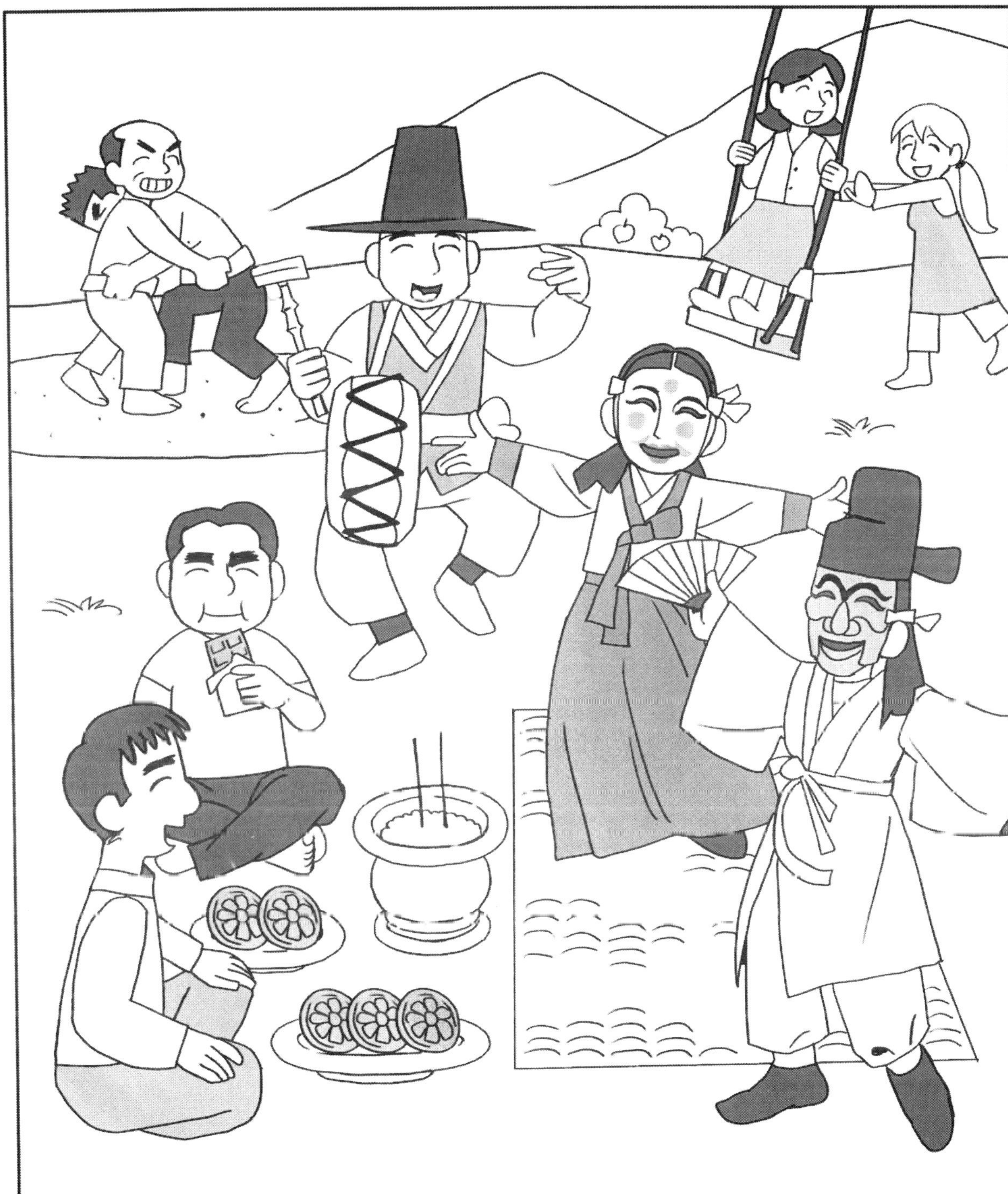

15

창포탕

단옷날에 창포를 삶아 창포물을 만들어 마시기도 하고 그 물로 머리를 감기도 합니다. 창포물로 머리를 감으면 머리에 윤기가 있으며 빠지지 않는다고 합니다. 어린아이들은 창포 삶은 물로 얼굴을 씻었습니다. 어머니가 창포를 삶은 물로 딸은 머리를 감고 있네요.

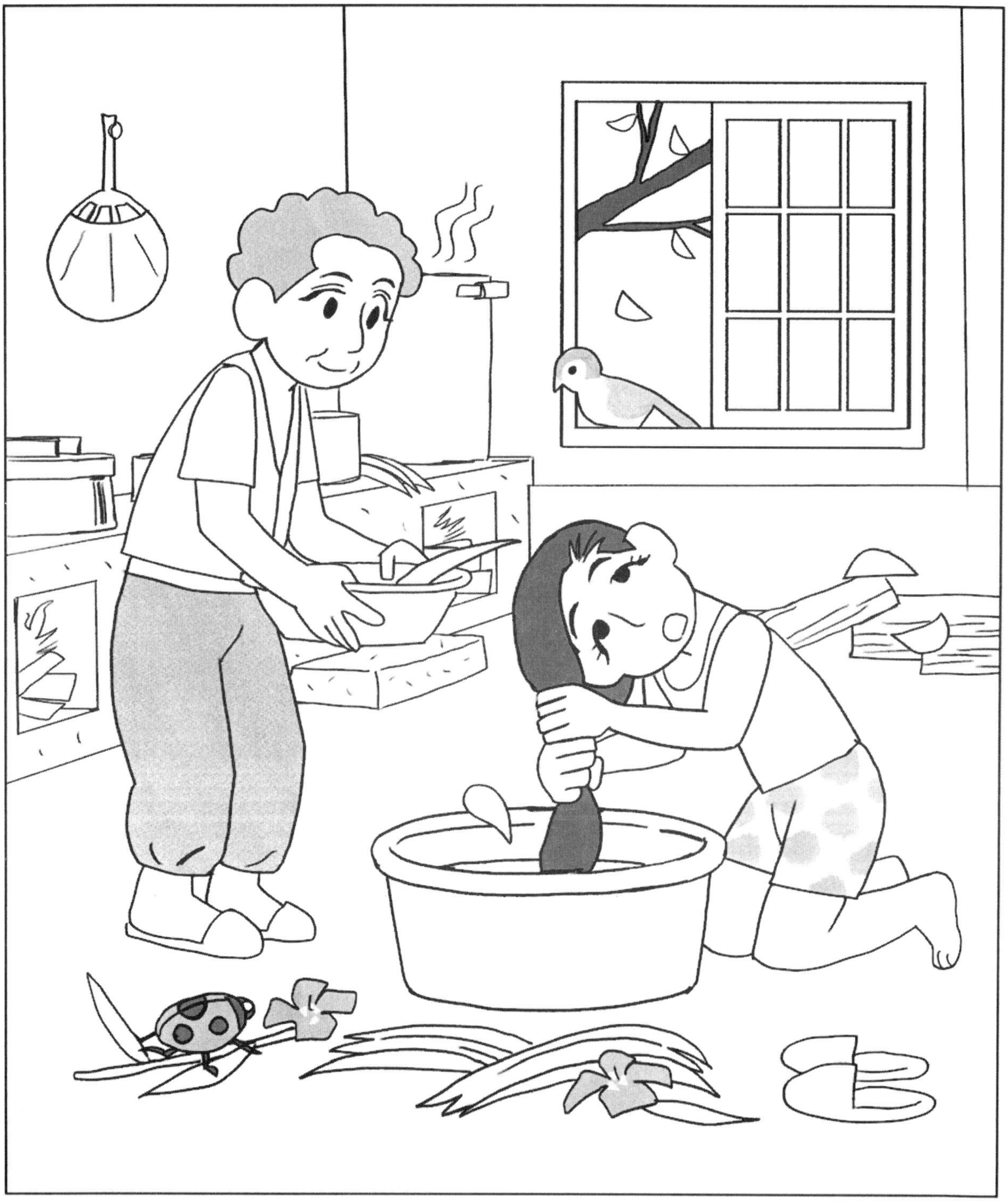

(　　　　)년 (　　　)월 (　　　)일　(이름 :　　　　　　　)

아래 그림은 좌측의 그림과 다른 부분이 8개 있습니다.
그것을 찾아서 동그라미 표시를 하세요.
다른 그림 찾기가 끝난 후에는 좌측 그림에 원하는 색을 칠해보세요.

창포물에 머리를 감으면 액운을 막아준다고 합니다.

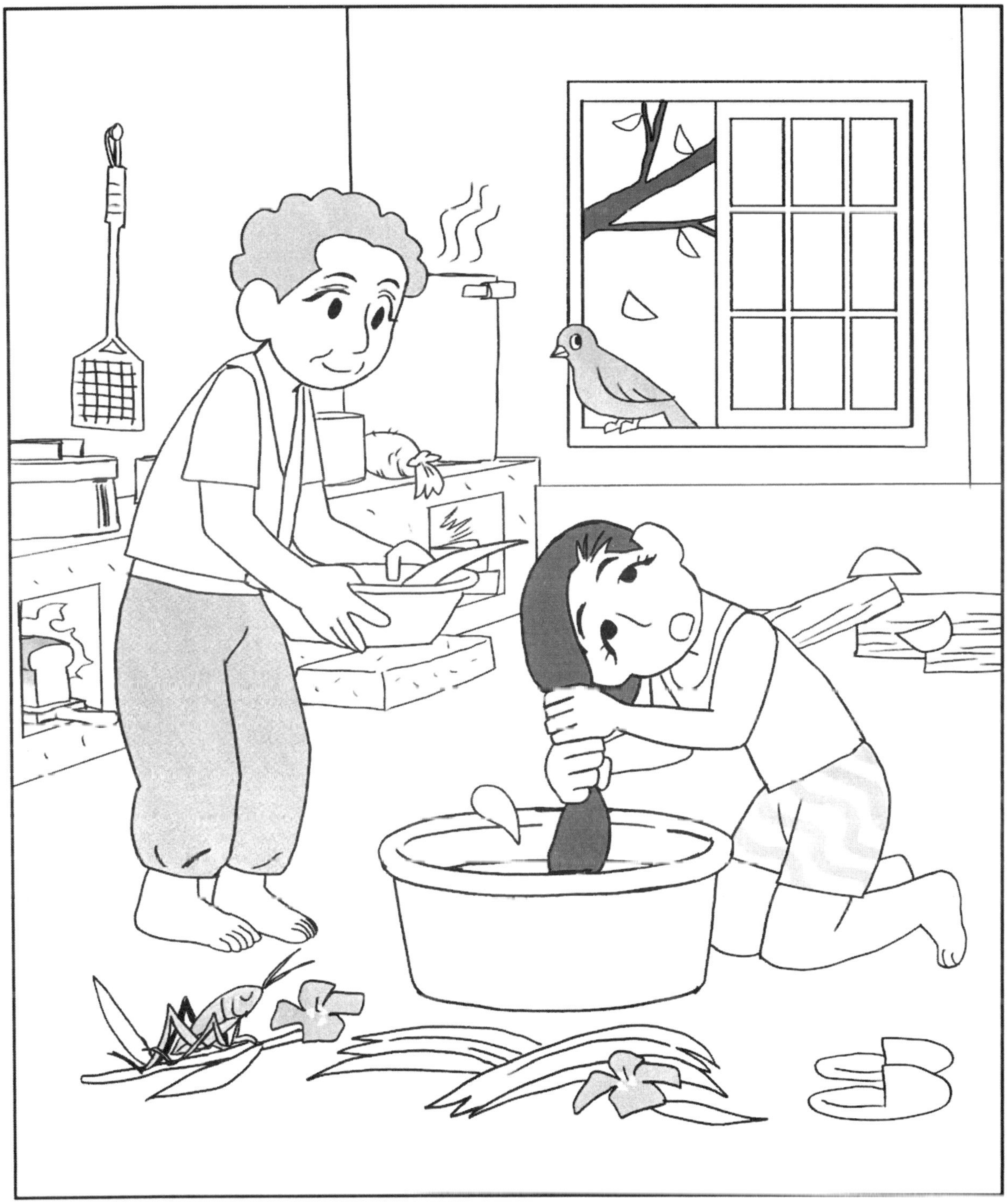

16

씨름

씨름은 우리나라 전통적인 기예의 하나로 단오나 추석 등 명절에 주로 하는 놀이입니다. 동네마다 큰 행사로 장원에게는 황소 한 마리를 상품으로 주었고, 농사에 꼭 필요한 소를 타려고 젊은이들이 많이 참여했습니다. 남자들의 씨름판에 호기심 많은 동네 처녀들이 많이 구경을 왔습니다.

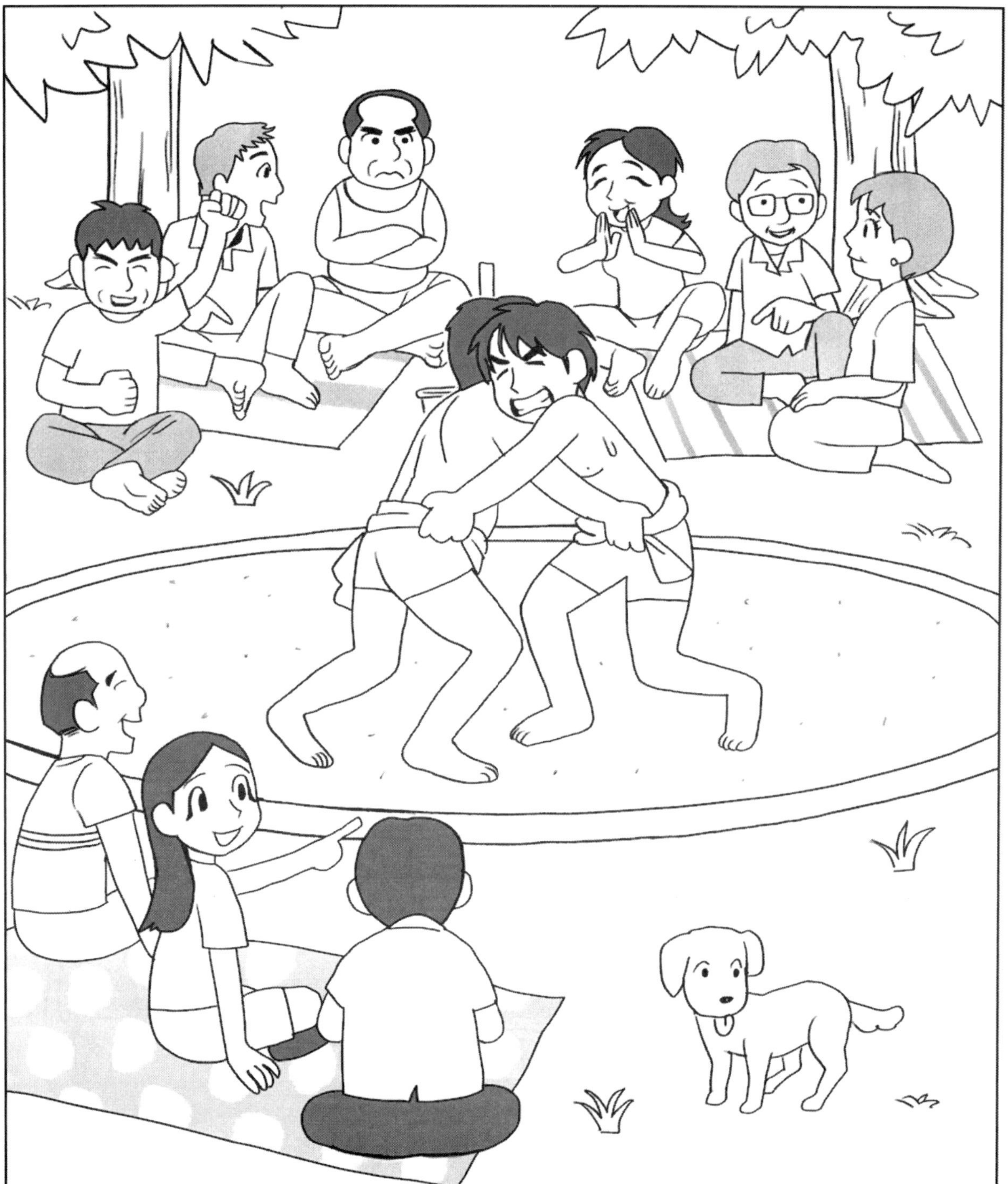

(   )년 (   )월 (   )일 (이름:)

아래 그림은 좌측의 그림과 다른 부분이 8개 있습니다.
그것을 찾아서 동그라미 표시를 하세요.
다른 그림 찾기가 끝난 후에는 좌측 그림에 원하는 색을 칠해보세요.

씨름을 해본 적이 있나요?

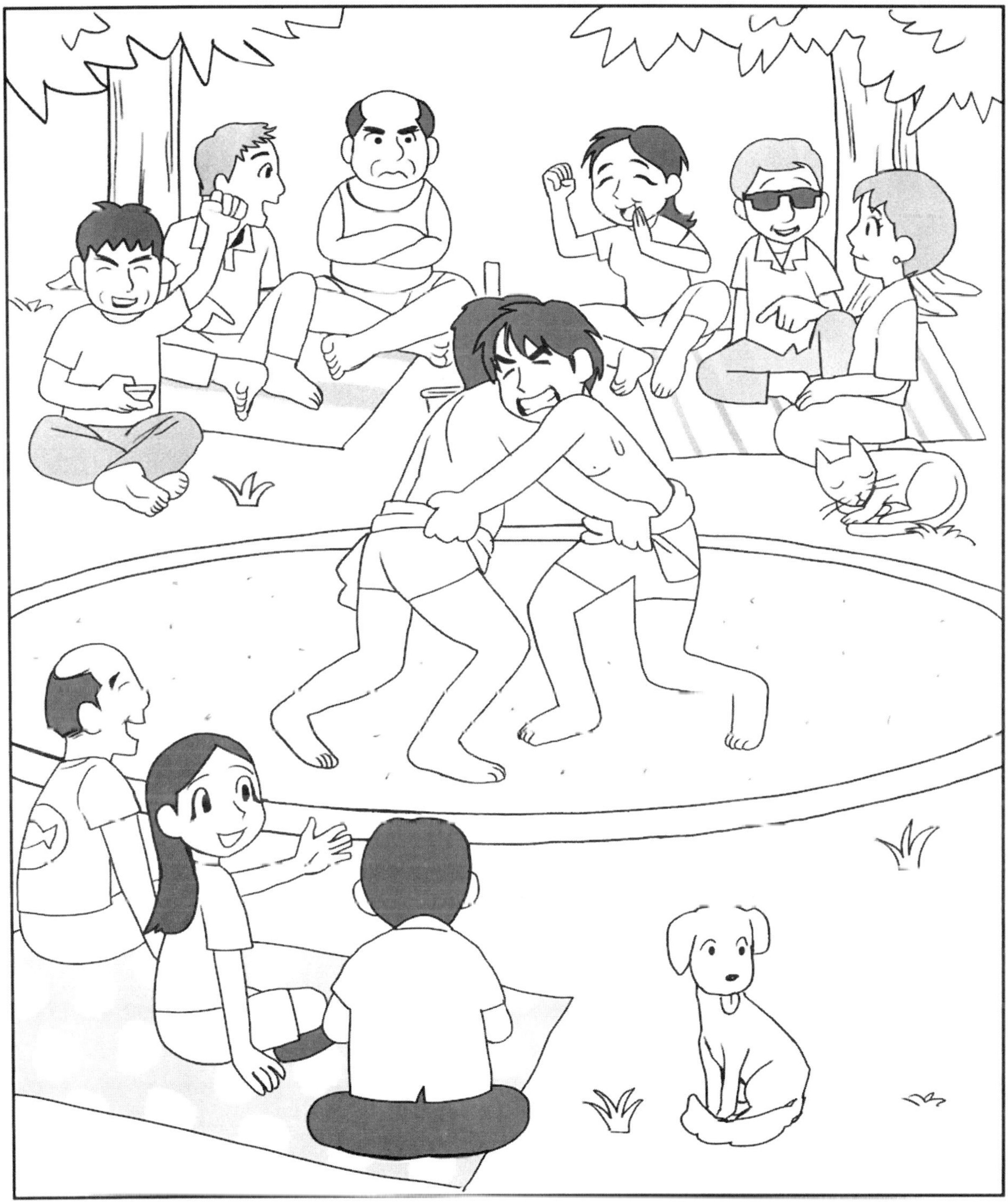

17 무당굿

마을마다 무당들이 있어 마을과 가정의 길흉화복을 점치고 굿을 하여 액을 풀었습니다. 대무당이 나라와 마을과 가정의 안녕을 기원하는 굿은 가정과 공동체, 국가적으로 큰 행사였습니다. 지금도 우리나라는 무형문화재로 무당굿을 전수하고 보존을 합니다.

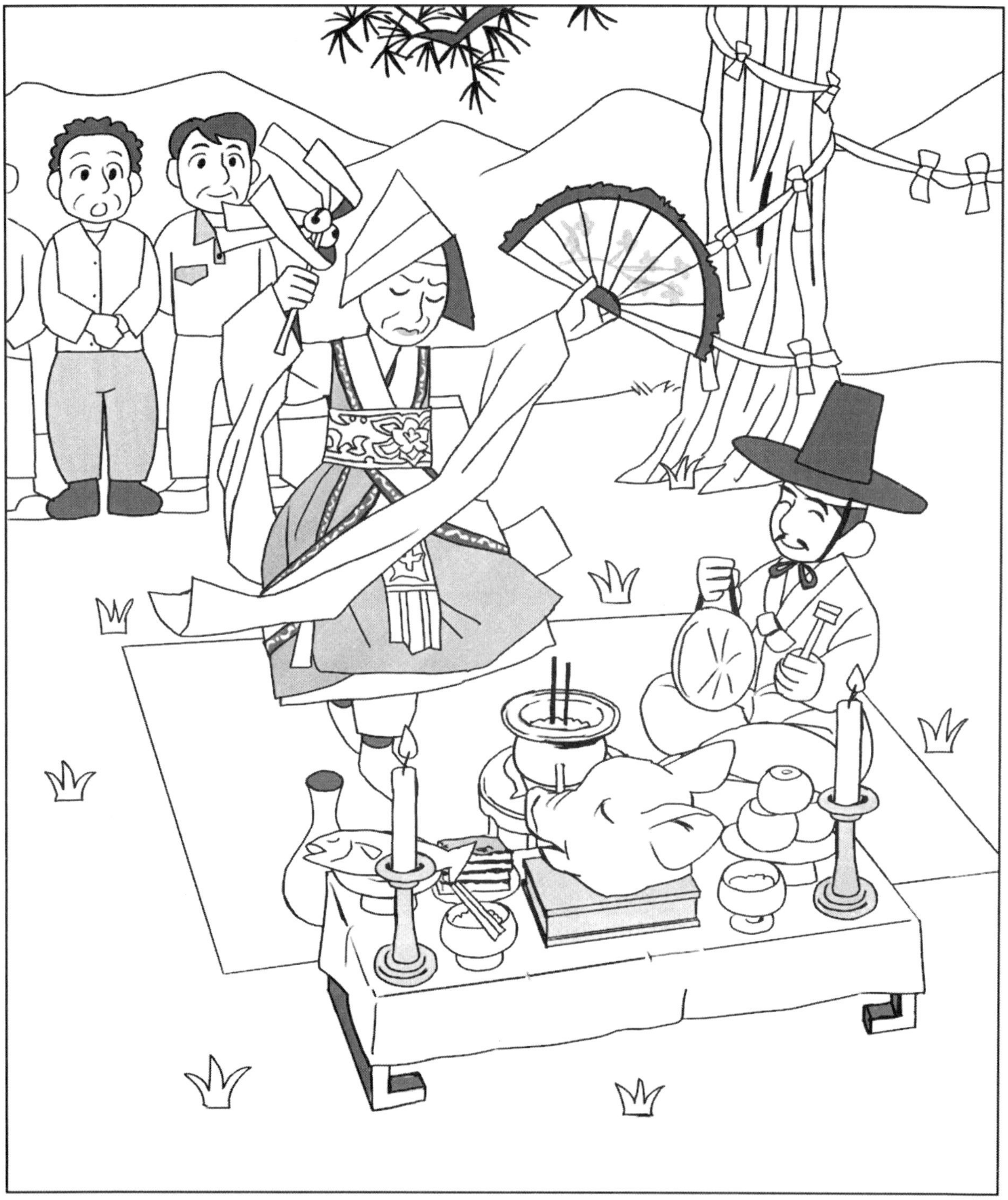

(　　　)년 (　　)월 (　　)일 (이름:　　　　　　　)

아래 그림은 좌측의 그림과 다른 부분이 8개 있습니다.
그것을 찾아서 동그라미 표시를 하세요.
다른 그림 찾기가 끝난 후에는 좌측 그림에 원하는 색을 칠해보세요.

여러분은 굿을 하는 광경을 직접 본 적이 있나요?

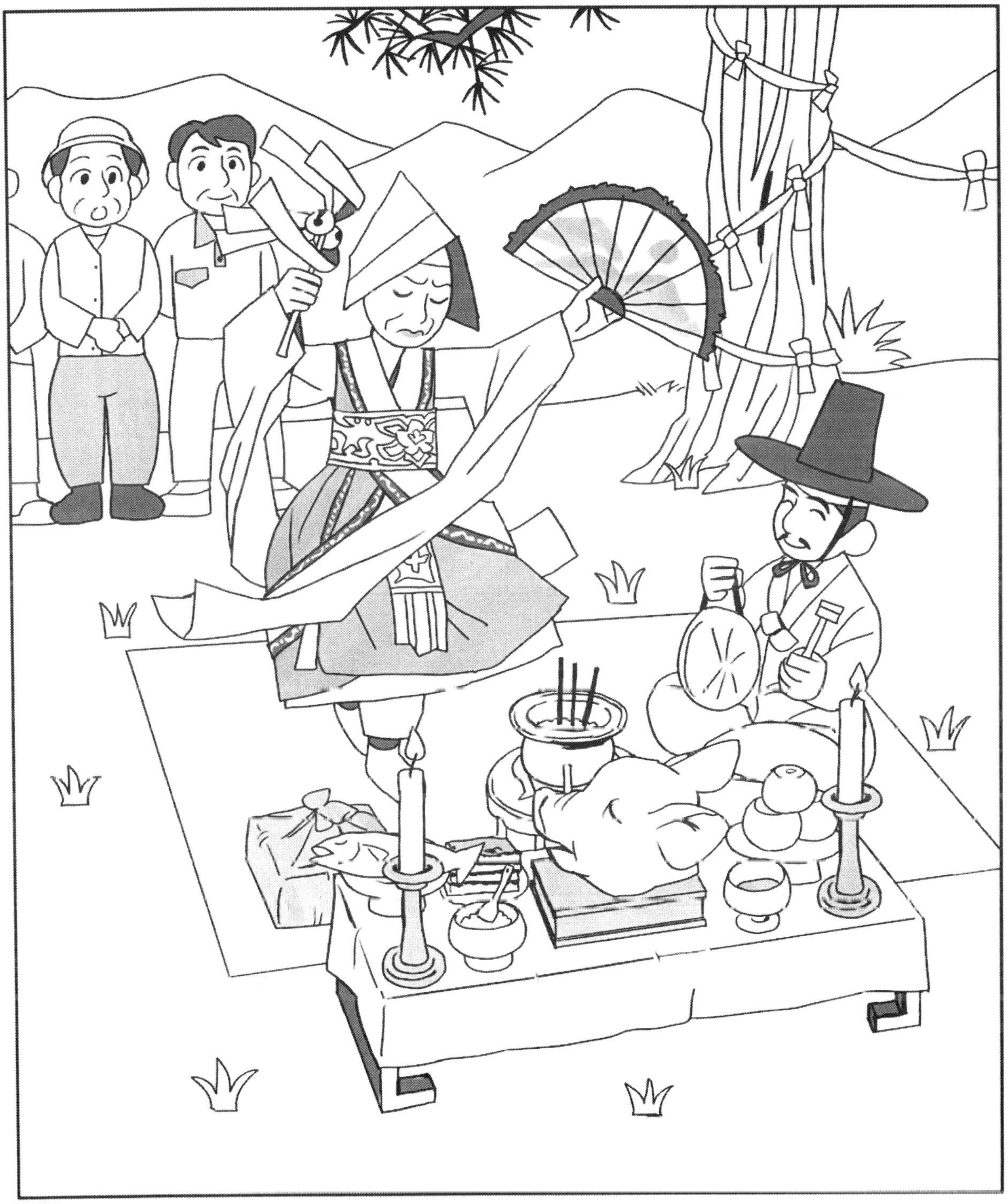

18

보리타작

거두어들인 보리 이삭을 털어 알곡을 만드는 작업을 '보리타작'이라고 합니다. 보리는 가을에 수확한 벼가 겨우내 먹고 떨어졌을 때 생명을 이어주는 중요한 곡식이었습니다. 쌀이 일찍 떨어지고 보리가 여물지 못해 먹을 수 없어 배고픔을 견뎌야 하는 아주 힘든 시기를 '보릿고개'라고 했습니다.

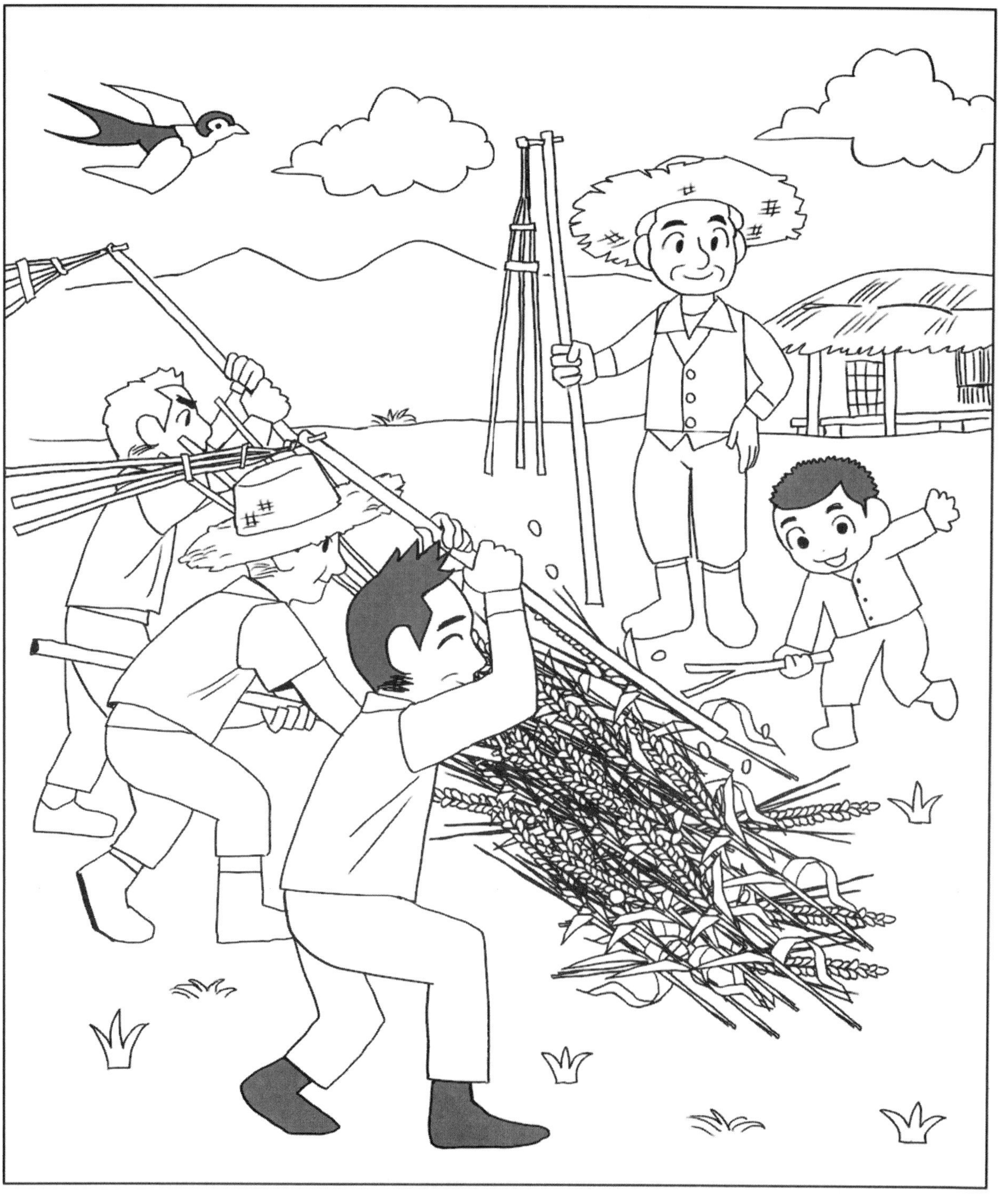

( )년 ( )월 ( )일 (이름:)

아래 그림은 좌측의 그림과 다른 부분이 8개 있습니다.
그것을 찾아서 동그라미 표시를 하세요.
다른 그림 찾기가 끝난 후에는 좌측 그림에 원하는 색을 칠해보세요.

'보릿고개'라는 노래를 아시나요? 다 같이 불러볼까요?

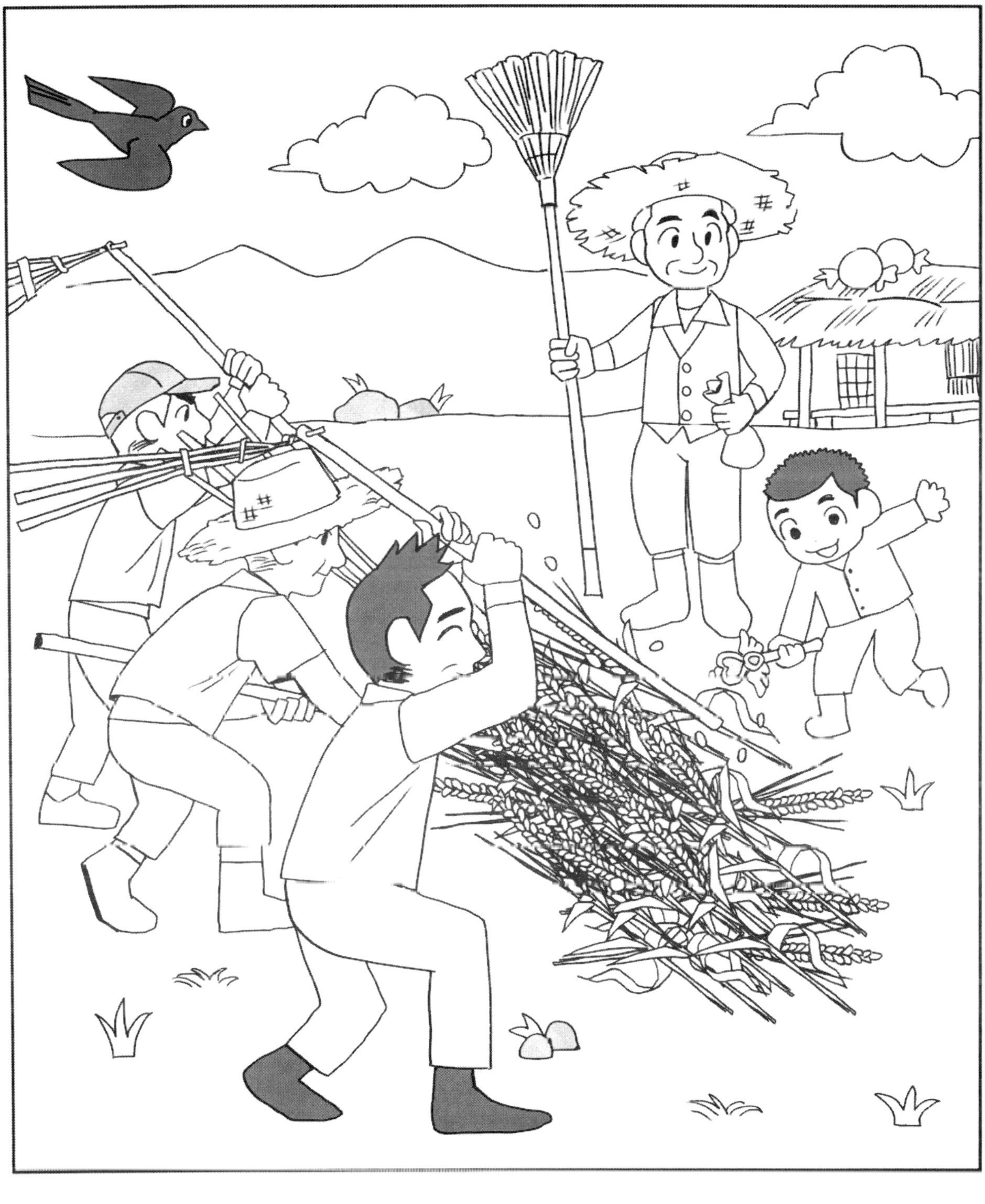

19

탁족

여름에 계곡을 찾아 발을 담그고 더위를 쫓는 것을 '탁족'이라고 합니다. 발은 온도에 민감하고 온 몸의 신경이 집중된 곳이라 발만 물에 담가도 온 몸이 시원해집니다.

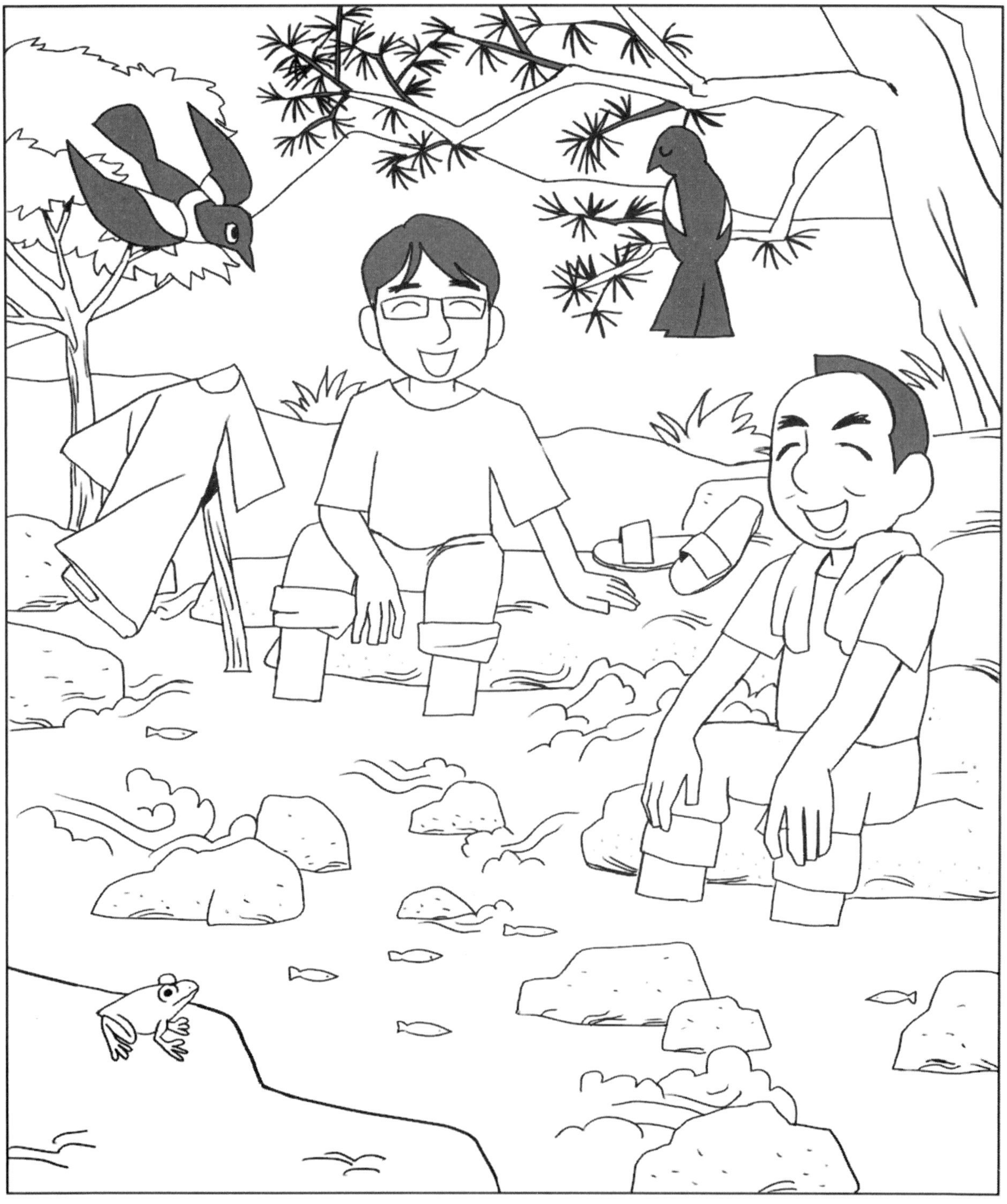

(　　　)년 (　　)월 (　　)일 (이름:　　　　　)

아래 그림은 좌측의 그림과 다른 부분이 8개 있습니다.
그것을 찾아서 동그라미 표시를 하세요.
다른 그림 찾기가 끝난 후에는 좌측 그림에 원하는 색을 칠해보세요.

한여름 마당 우물가에서 어머니가 해주시는 등목도 탁족만큼이나 무척 시원합니다.

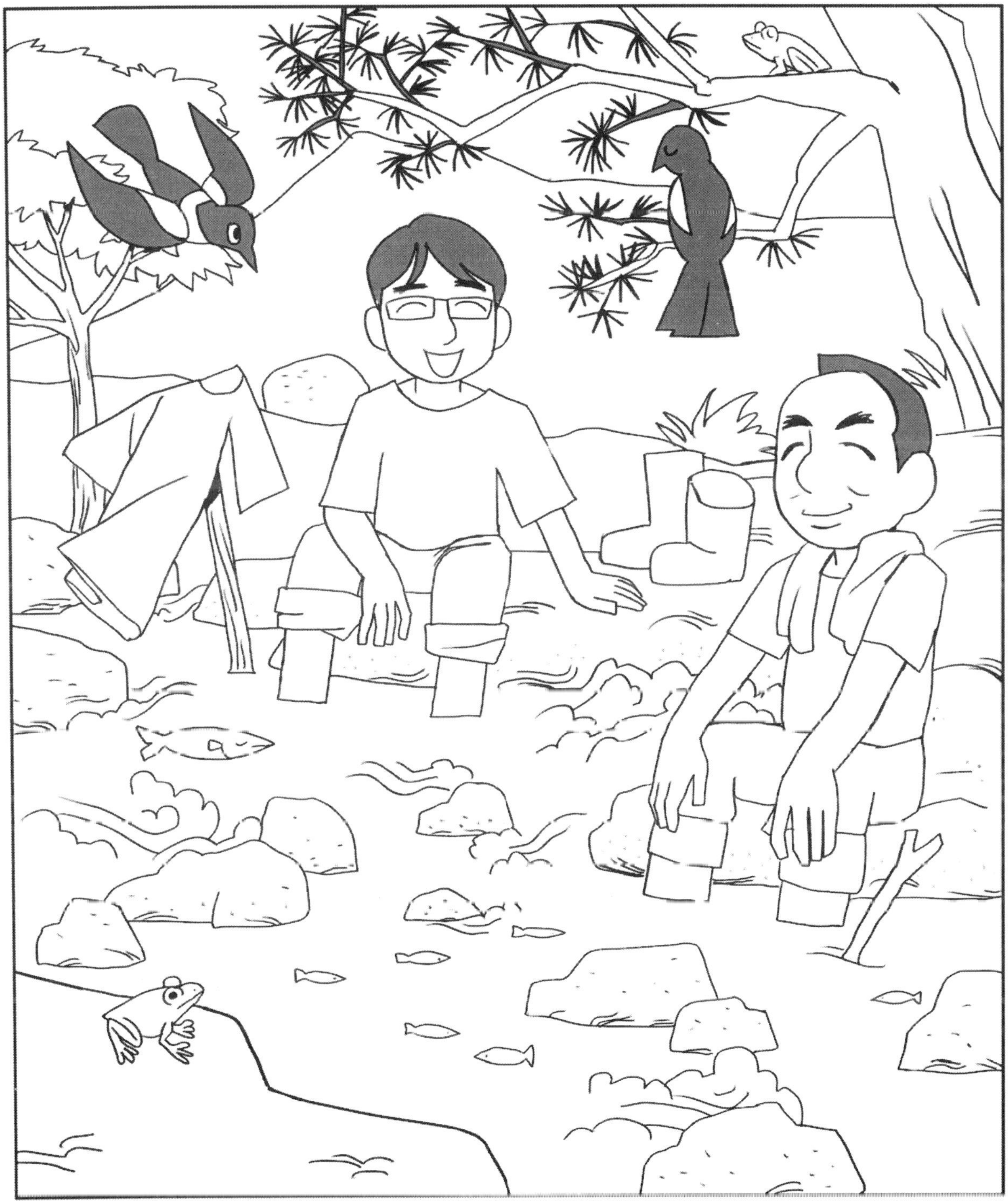

20

소풍

학교에서는 봄과 가을에 소풍을 갑니다. 교실에서 보고 배운 것을 야외나 고궁을 찾아 현장 학습을 겸한 나들이를 하는 것입니다. 오늘은 맛있는 김밥과 시원한 음료수, 과일 등 여러 가지 음식을 준비해 엄마 아빠와 공원에 소풍을 나왔습니다.

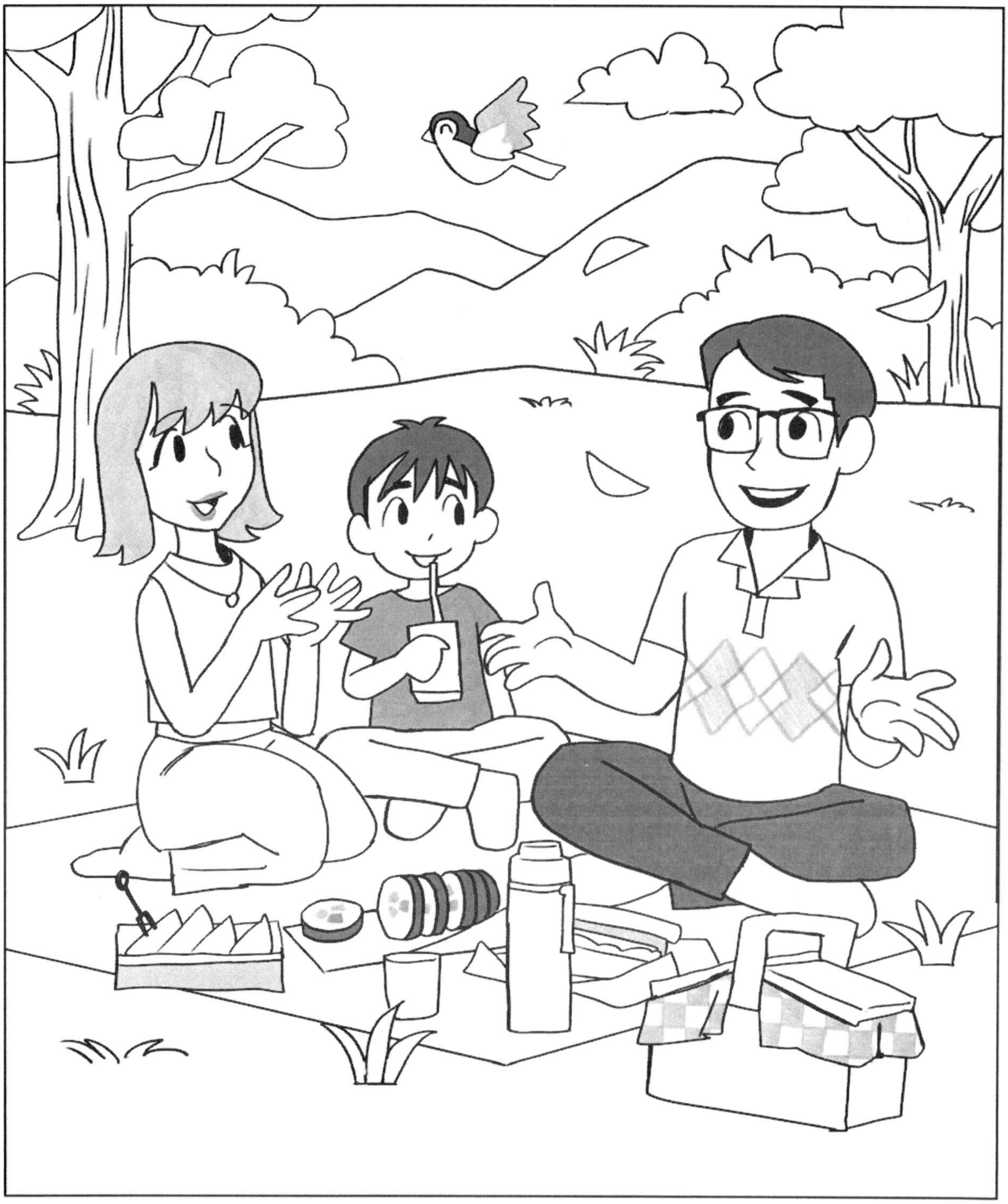

(　　　　)년 (　　)월 (　　)일 (이름:　　　　　　)

아래 그림은 좌측의 그림과 다른 부분이 8개 있습니다.
그것을 찾아서 동그라미 표시를 하세요.
다른 그림 찾기가 끝난 후에는 좌측 그림에 원하는 색을 칠해보세요.

김밥은 누구나 좋아하는 음식입니다.
특별히 좋아하는 음식이 무엇인지 말해보세요.

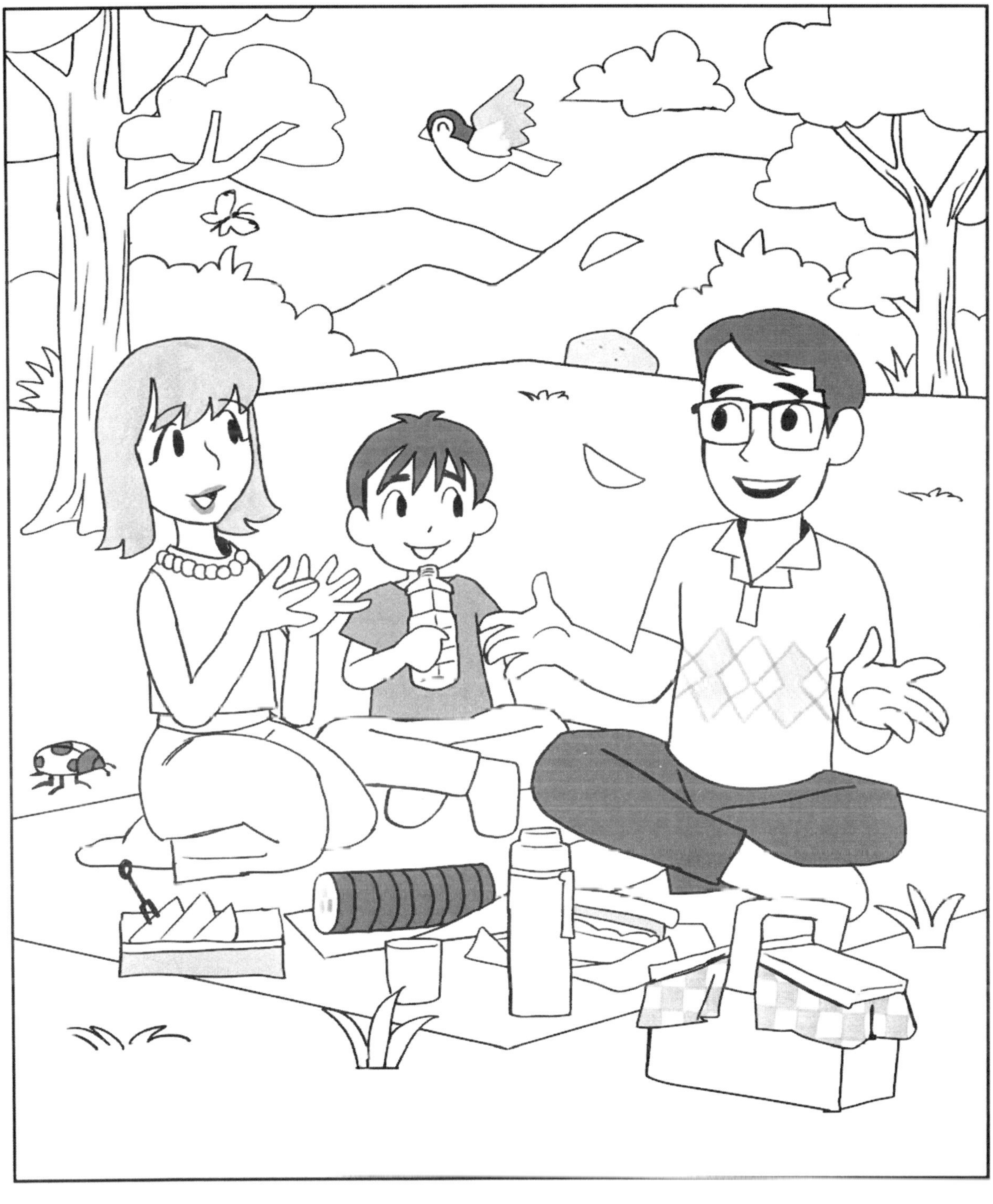

21

하지

일 년 중 낮이 가장 길고 밤은 가장 짧은 날입니다. 하루가 너무 길기도 하고 덥기도 하지만 친구들과 재미있게 놀았습니다. 하지가 지나면 낮의 길이는 하루하루 짧아지고 밤은 길어지지요. 달님은 아주 급하게 달려가고 해님은 아주 여유롭네요.

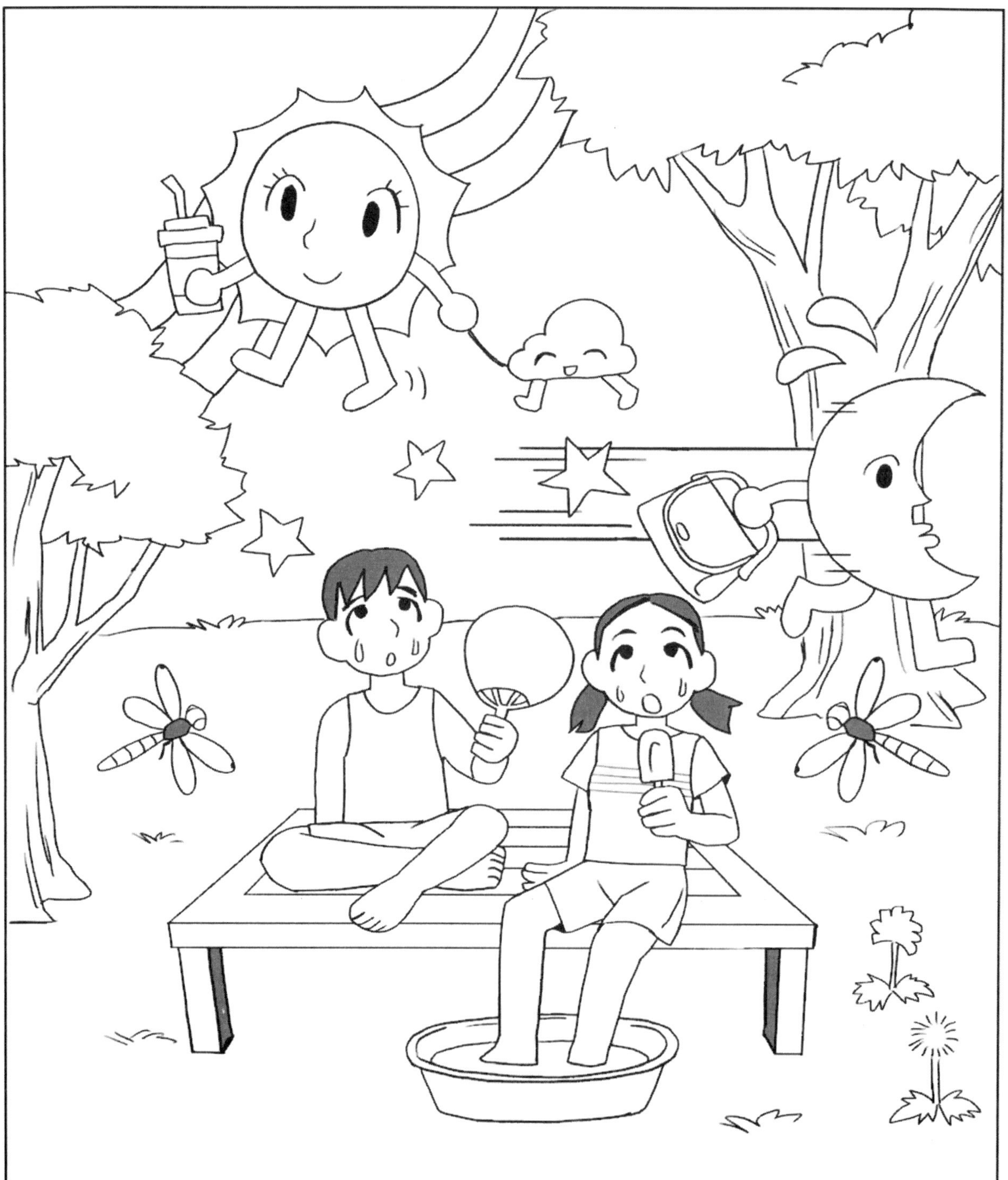

(　　　)년 (　　)월 (　　)일 (이름:　　　　　　)

아래 그림은 좌측의 그림과 다른 부분이 8개 있습니다.
그것을 찾아서 동그라미 표시를 하세요.
다른 그림 찾기가 끝난 후에는 좌측 그림에 원하는 색을 칠해보세요.

요즘은 여름 내내 선풍기나 에어컨 바람으로 시원하게 보내는데, 옛날에는 더운 여름을 어떻게 견뎠을까요?

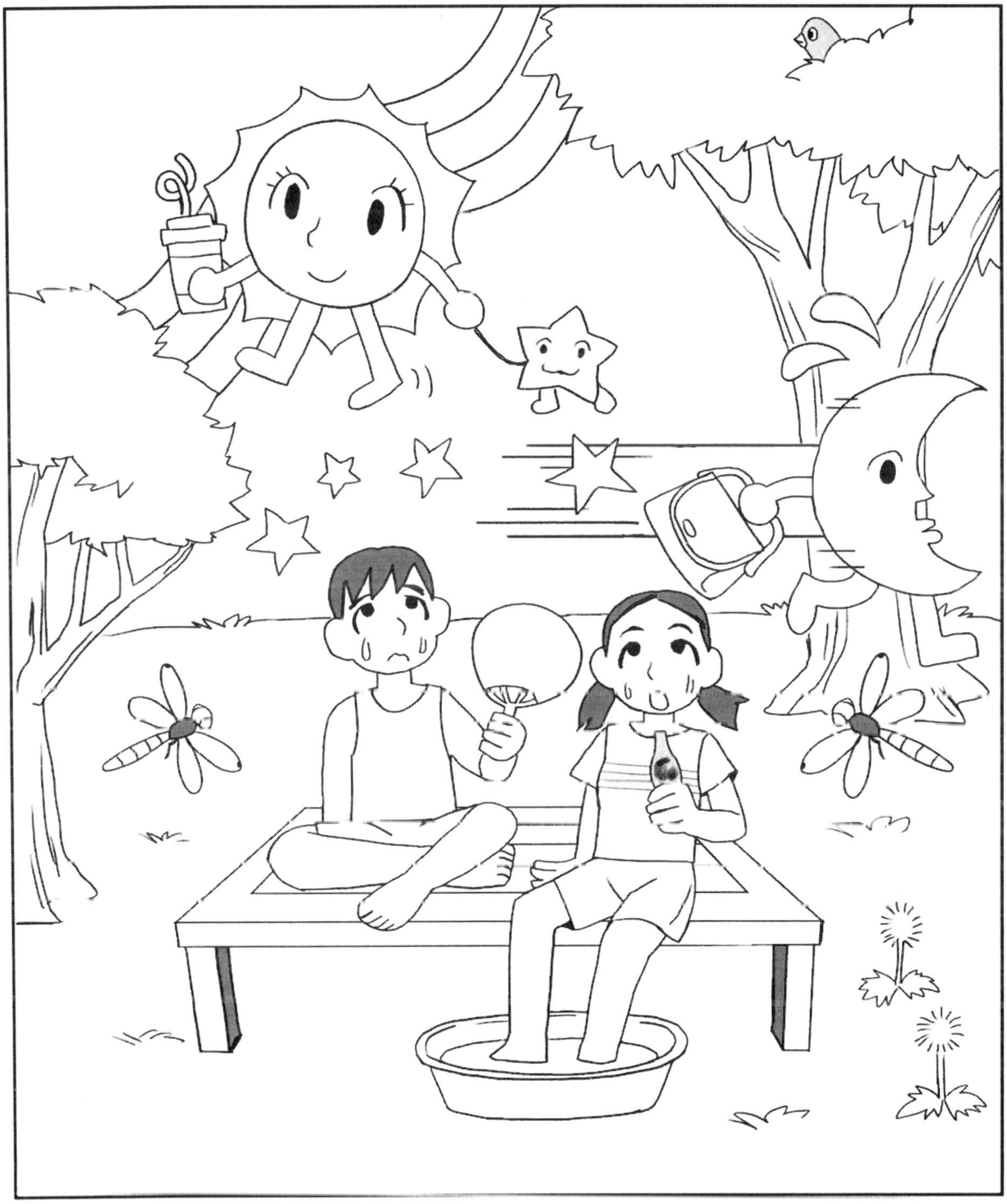

22 여름방학

여름방학은 늘 기대되고 행복합니다. 시골 할아버지 댁 원두막에서 맛있는 참외도 먹고 개울가에서 물놀이도 하며 하루 종일 신나게 놀다가 해가 지면 집으로 돌아가곤 했습니다.

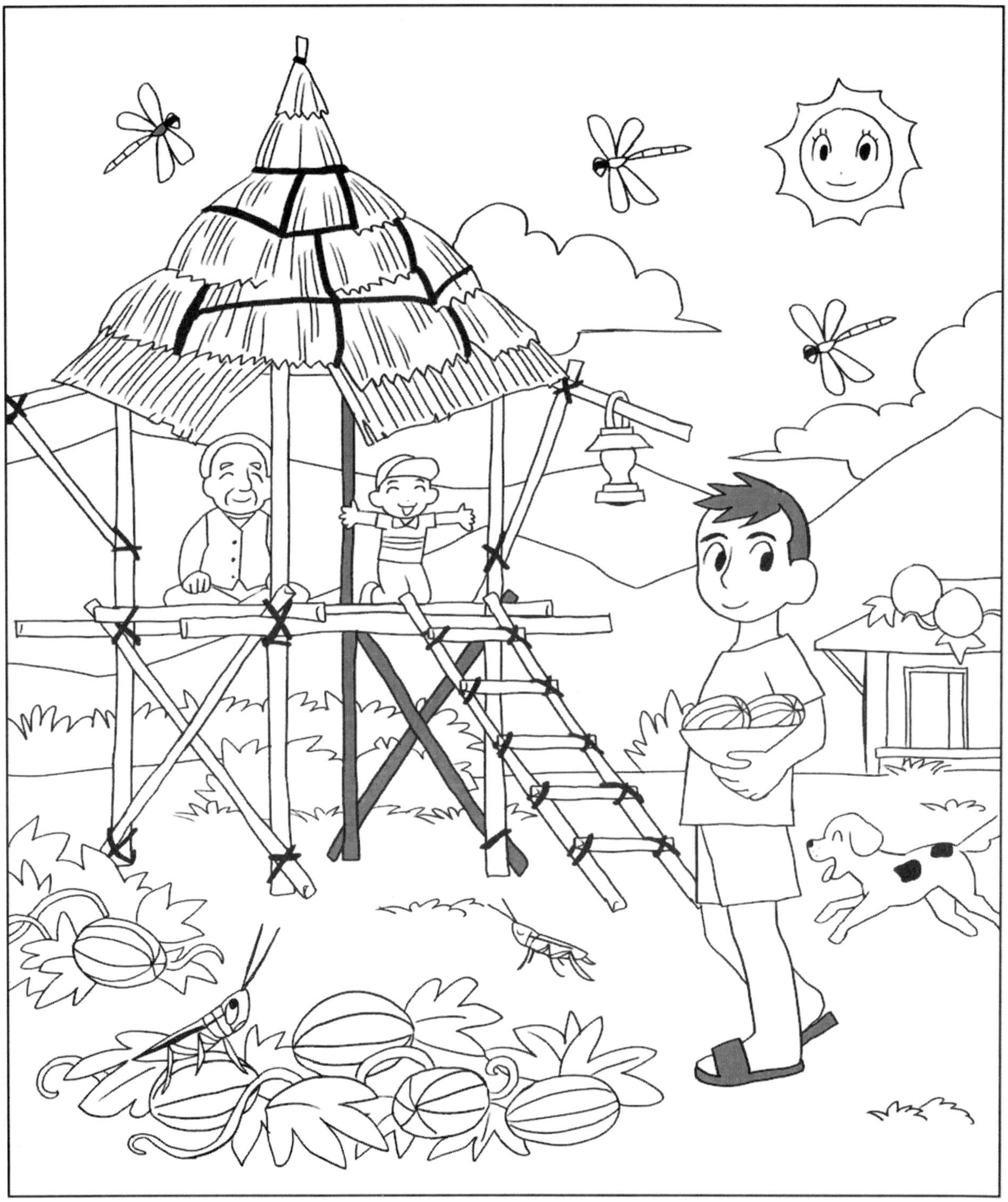

(　　　　)년 (　　)월 (　　)일　(이름 :　　　　　　　)

아래 그림은 좌측의 그림과 다른 부분이 9개 있습니다.
그것을 찾아서 동그라미 표시를 하세요.
다른 그림 찾기가 끝난 후에는 좌측 그림에 원하는 색을 칠해보세요.

참외나 수박은 여름에 더위를 이기는데 좋은 과일입니다.
어떤 과일을 좋아하나요?

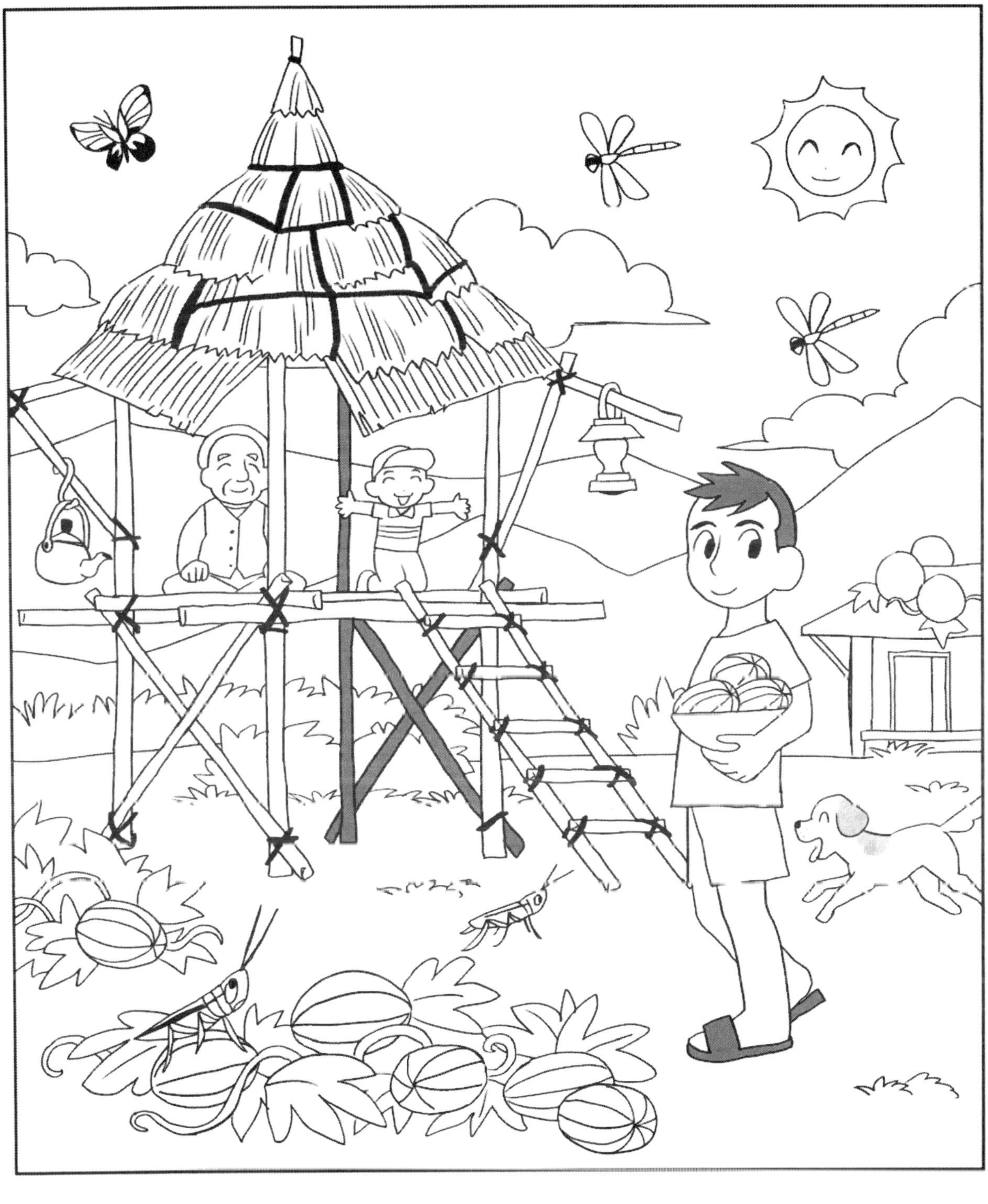

23

벼 베기

나락이 여물면 농촌에서는 벼 베기를 합니다. 벼농사의 마무리가 시작된 것입니다. 벼 베기가 끝나면 넓은 마당이나 공터에 가마니를 깔고 나락을 말렸습니다. 따가운 햇볕에 말려진 나락은 맛있는 밥이 됩니다.

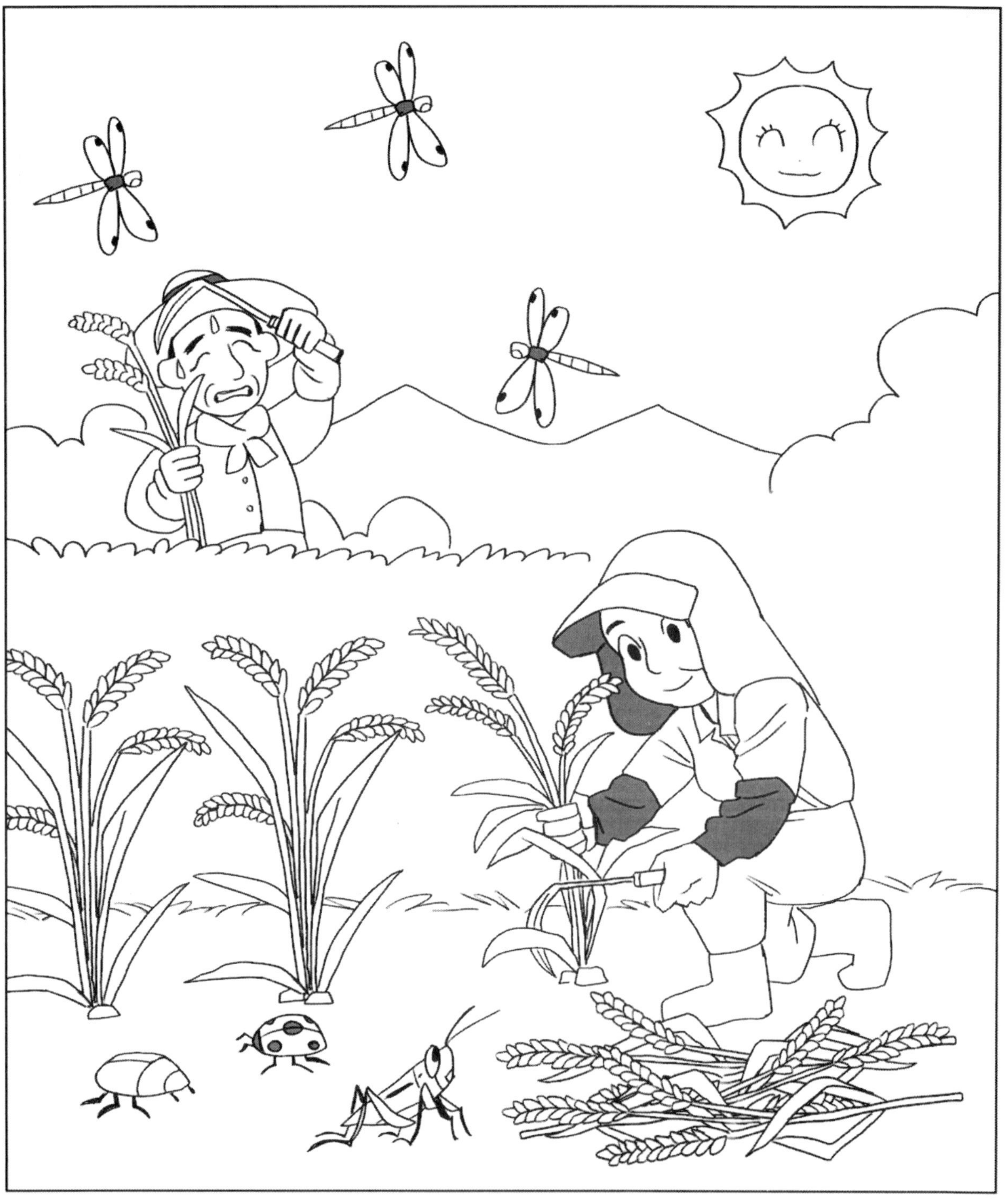

(　　　)년 (　　)월 (　　)일　(이름 :　　　　　　)

아래 그림은 좌측의 그림과 다른 부분이 9개 있습니다.
그것을 찾아서 동그라미 표시를 하세요.
다른 그림 찾기가 끝난 후에는 좌측 그림에 원하는 색을 칠해보세요.

인격이나 지식의 정도가 높아질수록 점점 더 겸손해진다는 뜻의 벼와 관련된 속담은 무엇일까요?

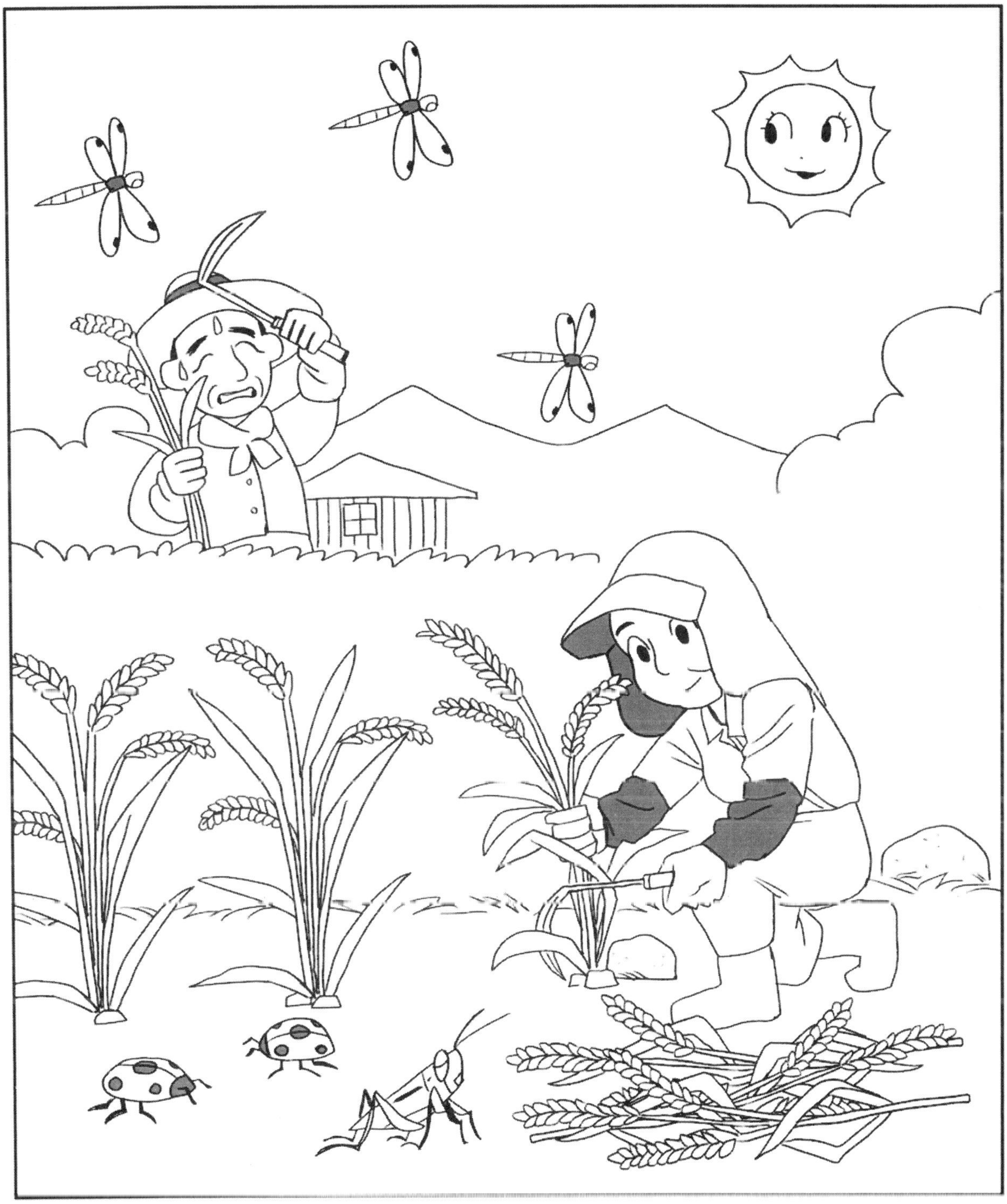

답 벼는 익을수록 고개를 숙인다

24

연자방아

수확한 다량의 곡물을 소나 말이 세워진 돌을 끌어 돌려서 곡식을 찧거나 빻는 방아입니다. 소량일 때는 맷돌 등을 이용하지만 곡식이 많을 때는 연자방아를 사용하였습니다.

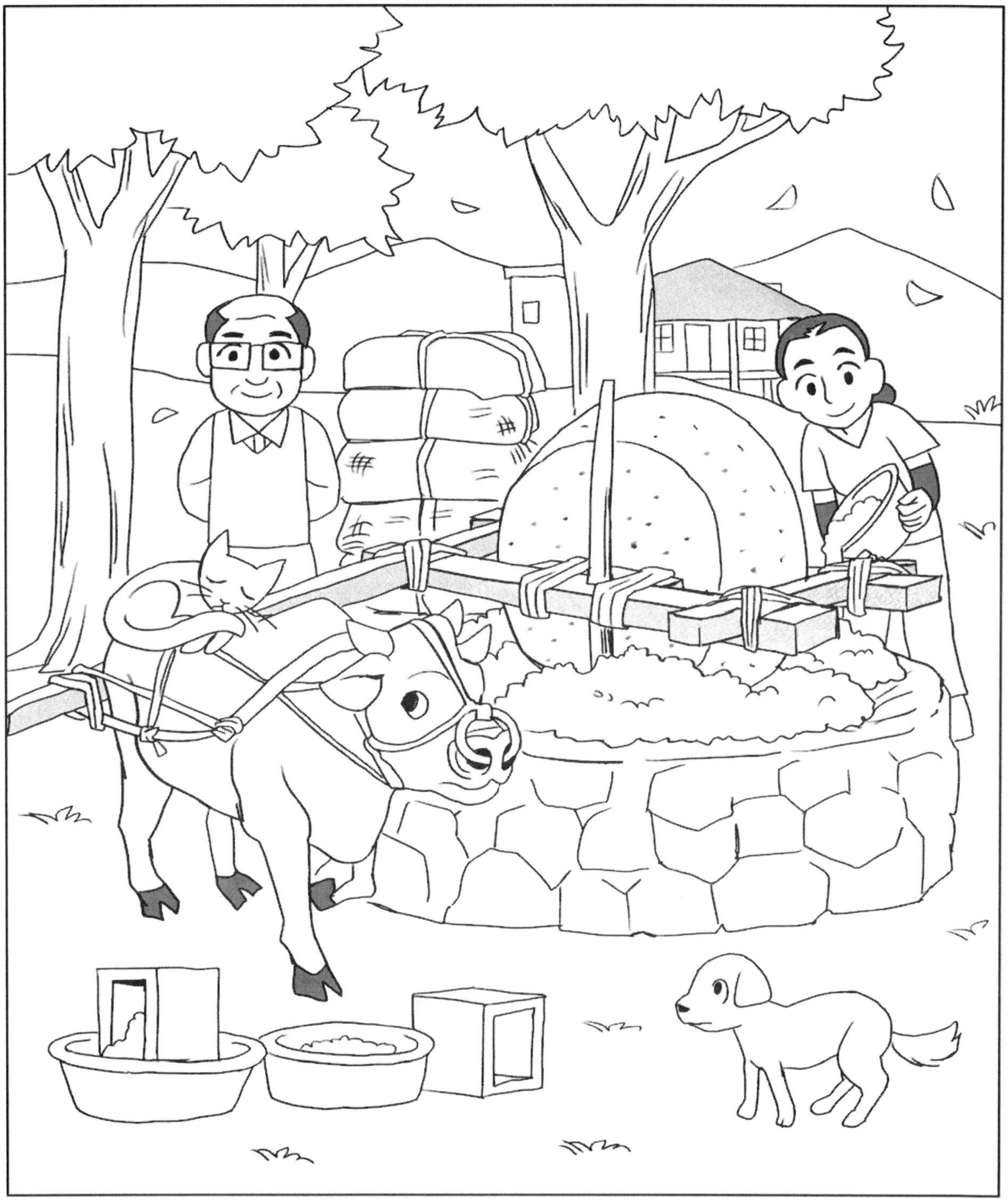

(　　　　)년 (　　)월 (　　)일　(이름:　　　　　　　)

아래 그림은 좌측의 그림과 다른 부분이 9개 있습니다.
그것을 찾아서 동그라미 표시를 하세요.
다른 그림 찾기가 끝난 후에는 좌측 그림에 원하는 색을 칠해보세요.

곡식을 찧는 방아로는 연자방아 외에도 물레방아, 디딜방아, 조작방아, 통방아 등이 있습니다.

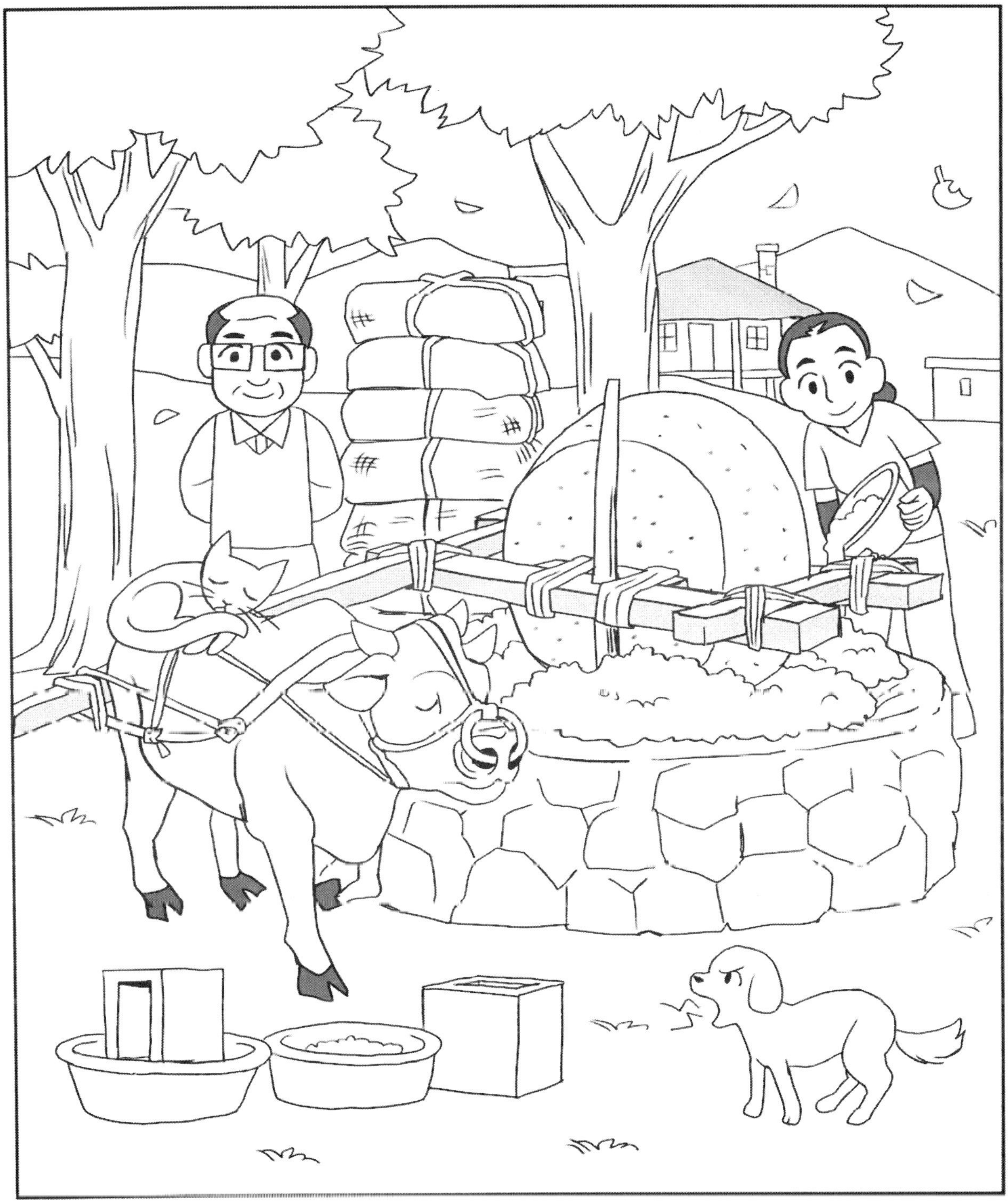

25

베틀

명주 · 무명 · 삼베 등을 짜는 틀을 말합니다. 우리나라는 아주 옛날부터 베를 짜서 옷을 해 입었습니다. 어머니가 베틀에 앉아 베를 짜고 있습니다.

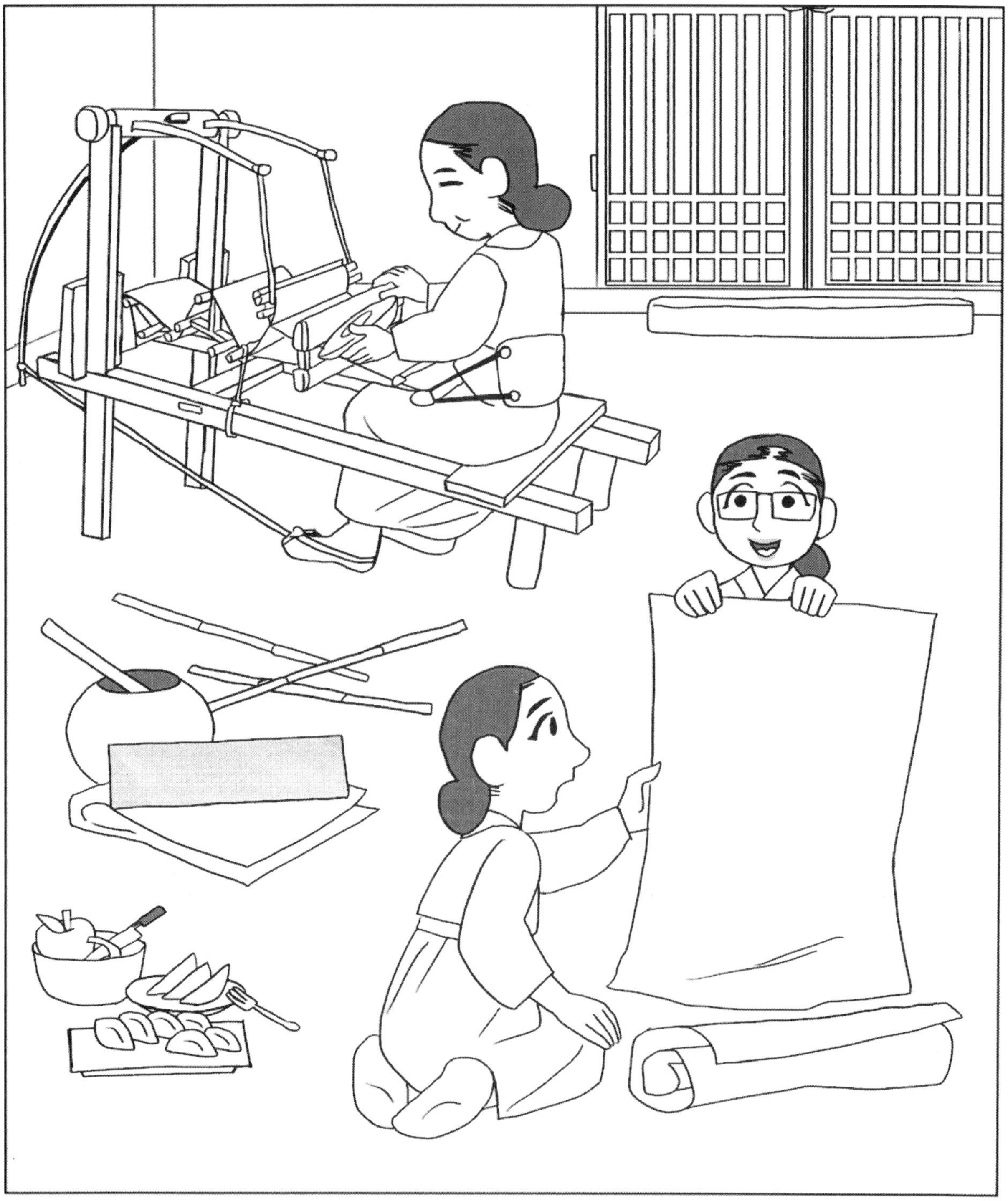

(　　　)년 (　　)월 (　　)일　(이름:　　　　　　)

아래 그림은 좌측의 그림과 다른 부분이 9개 있습니다.
그것을 찾아서 동그라미 표시를 하세요.
다른 그림 찾기가 끝난 후에는 좌측 그림에 원하는 색을 칠해보세요.

요즘은 옷을 만들어 입기보다는 시장이나 백화점에서 기성품을 구매하기 때문에 베를 짜는 모습을 보기가 쉽지 않습니다.

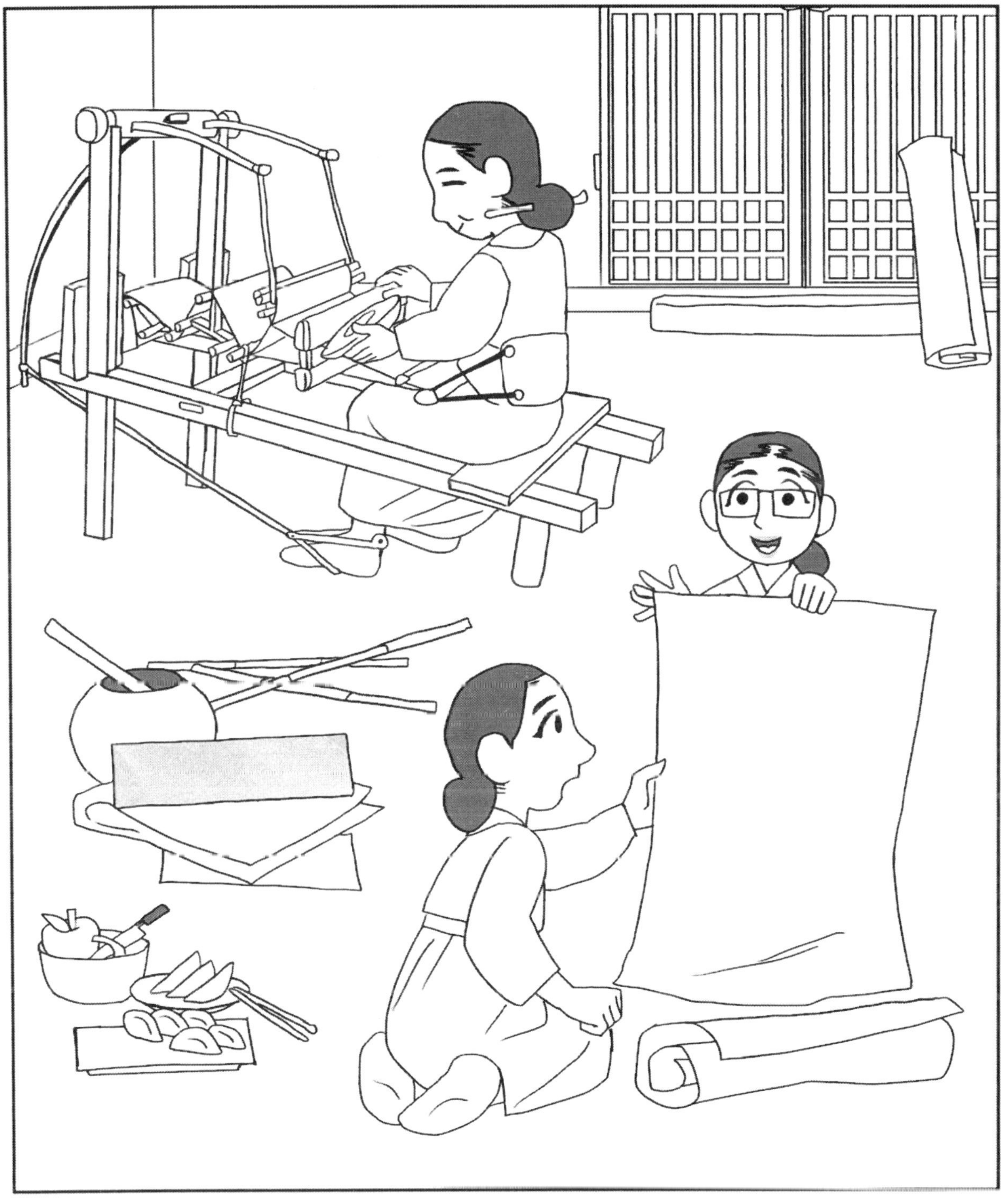

26 칠월칠석

칠월칠석날은 일 년에 한 번 견우와 직녀가 은하수를 건너 만나는 날입니다. 은하수가 너무 넓어 견우와 직녀가 만날 수가 없었는데 까마귀와 까치가 서로 머리를 맞대 다리를 놓아주었습니다. 그 다리를 '오작교'라 하며, 이날은 비가 내리는데 견우와 직녀가 기뻐서 흘리는 눈물이라고 합니다.

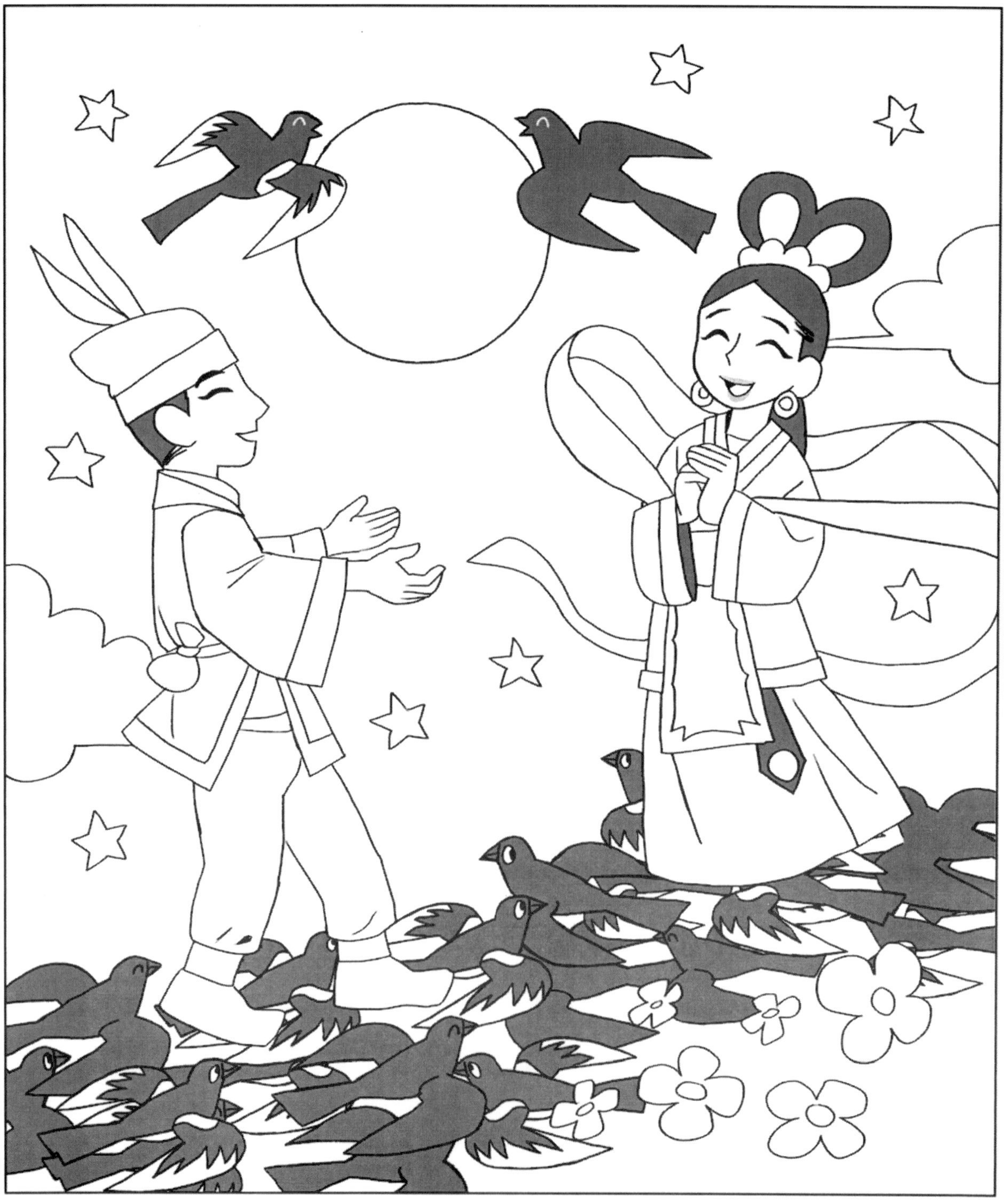

(　　　)년 (　　)월 (　　)일 (이름 :　　　　　)

아래 그림은 좌측의 그림과 다른 부분이 9개 있습니다.
그것을 찾아서 동그라미 표시를 하세요.
다른 그림 찾기가 끝난 후에는 좌측 그림에 원하는 색을 칠해보세요.

견우와 직녀가 하는 일은 무엇일까요?

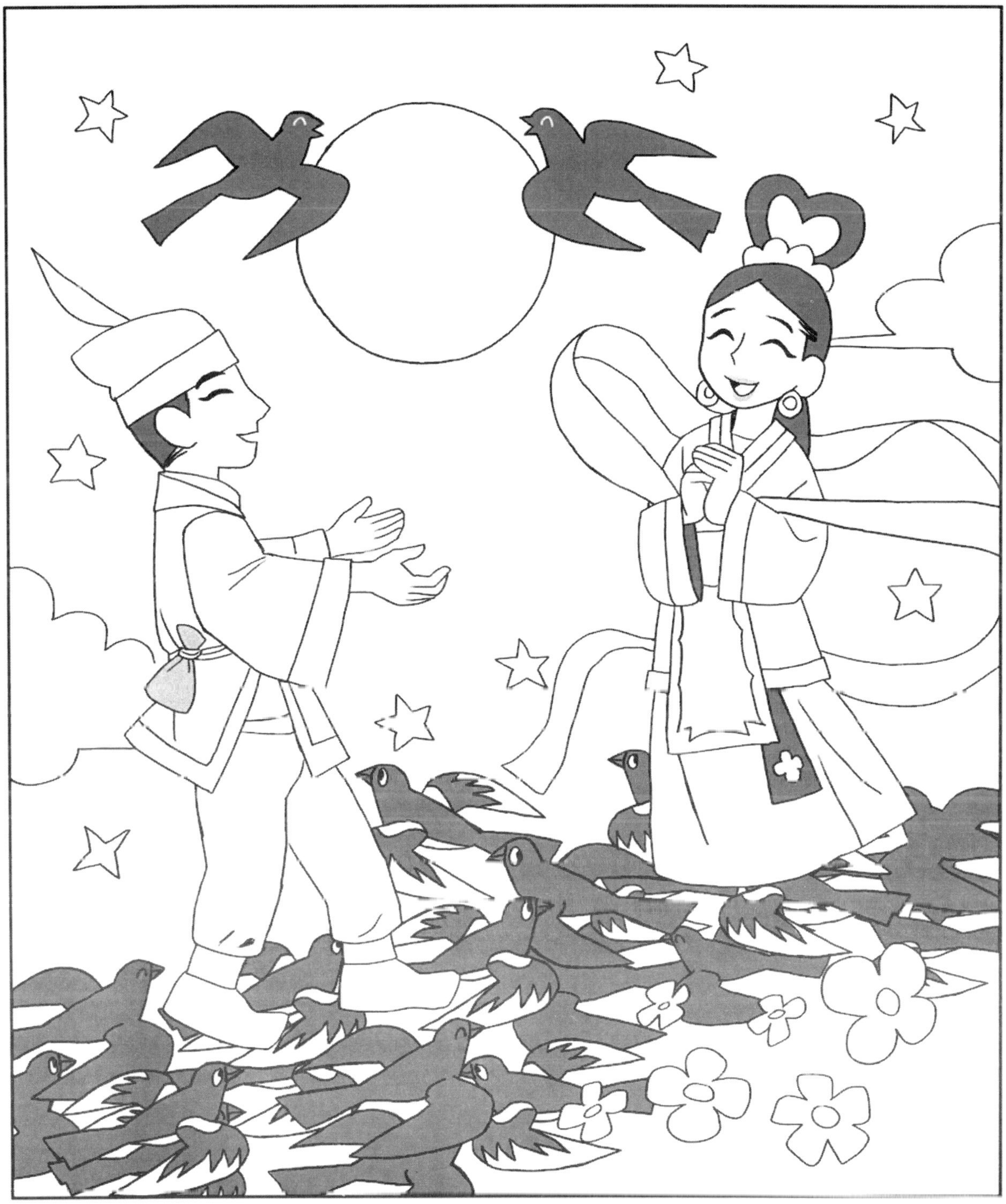

답 견우:소를 치는 목동/직녀:베를 짜는 일

27

다듬이질

예전에는 빨래를 하고 말린 옷을 홍두깨에 둘둘 말아 다듬이질하면 옷이 구김살 없이 매끈하게 되었습니다. 요즘은 세탁소를 이용하거나 다리미를 사용하니 다듬이질하는 모습을 보기가 힘듭니다.

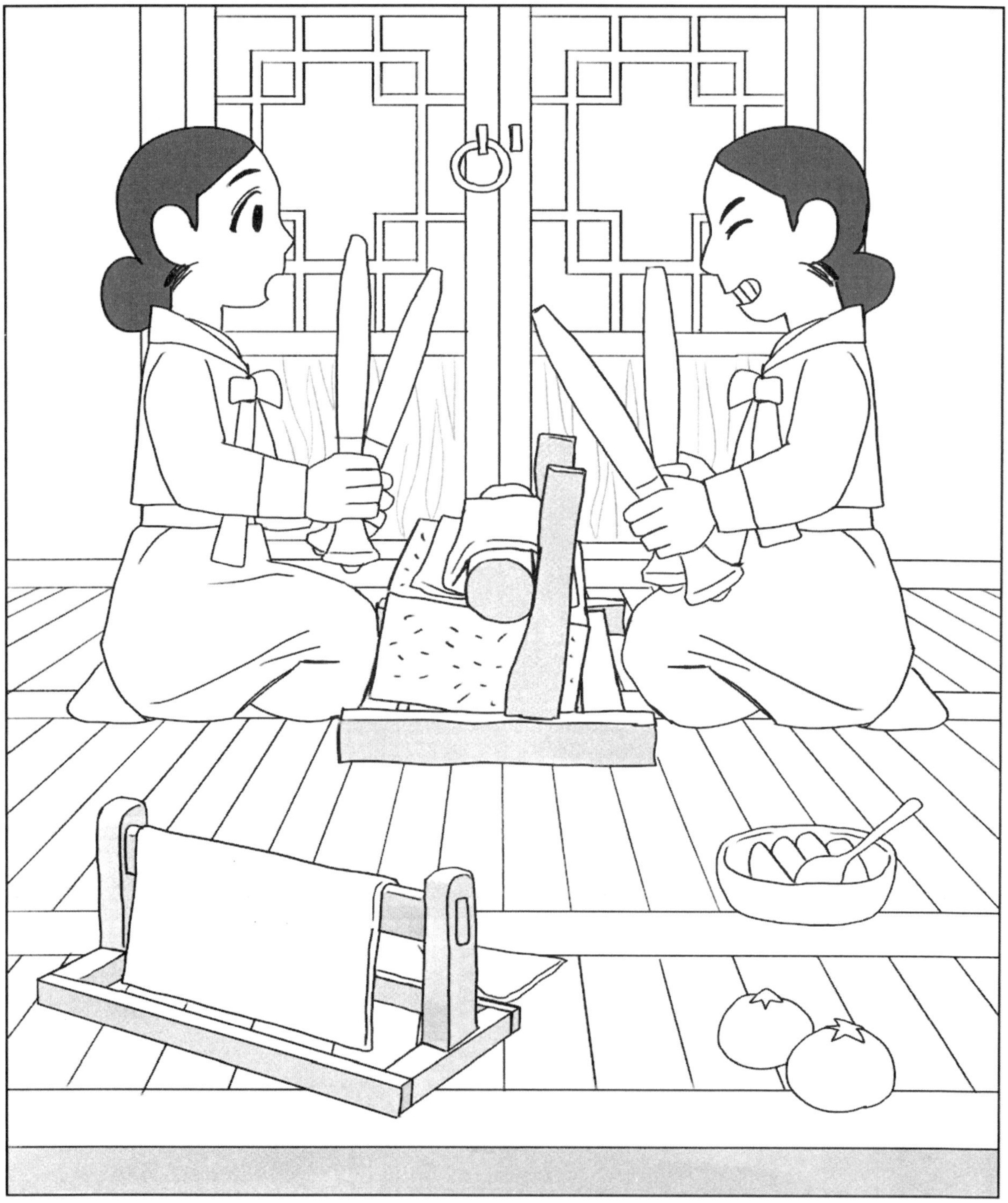

(   )년 (   )월 (   )일   (이름 :   )

아래 그림은 좌측의 그림과 다른 부분이 9개 있습니다.
그것을 찾아서 동그라미 표시를 하세요.
다른 그림 찾기가 끝난 후에는 좌측 그림에 원하는 색을 칠해보세요.

옷감을 감아서 다듬을 때 쓰이는 도구를 무엇이라고 하나요?

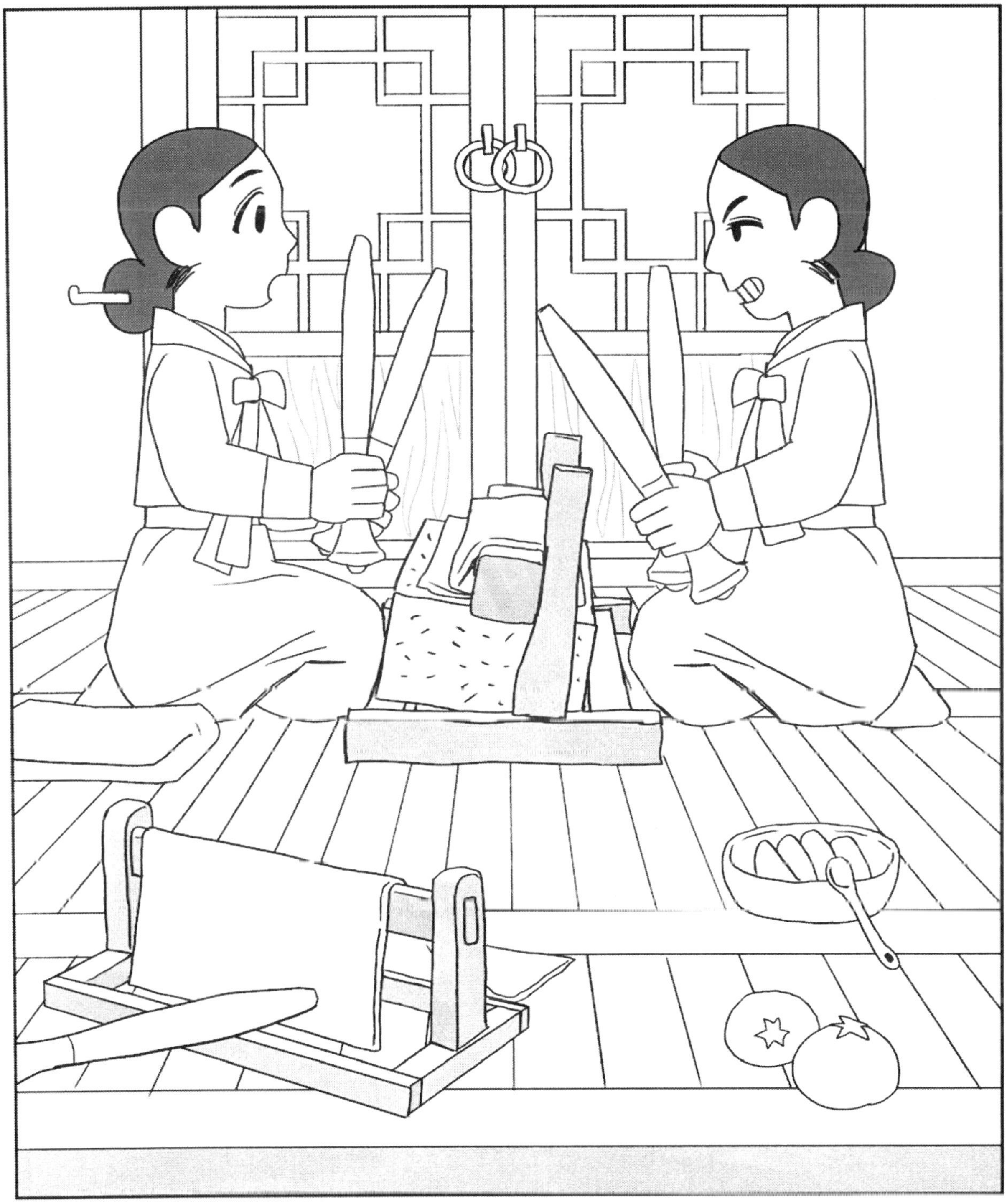

28 다리미질

벌겋게 잘 달궈진 숯을 다리미에 담아서 옷이나 천을 서로 마주 잡고 왔다 갔다 하면서 구겨진 천을 평평하게 펴는 일을 '다리미질'이라고 합니다. 요즘에는 전기다리미나 스팀다리미를 사용하여 다림질을 쉽고 편리하게 할 수 있습니다.

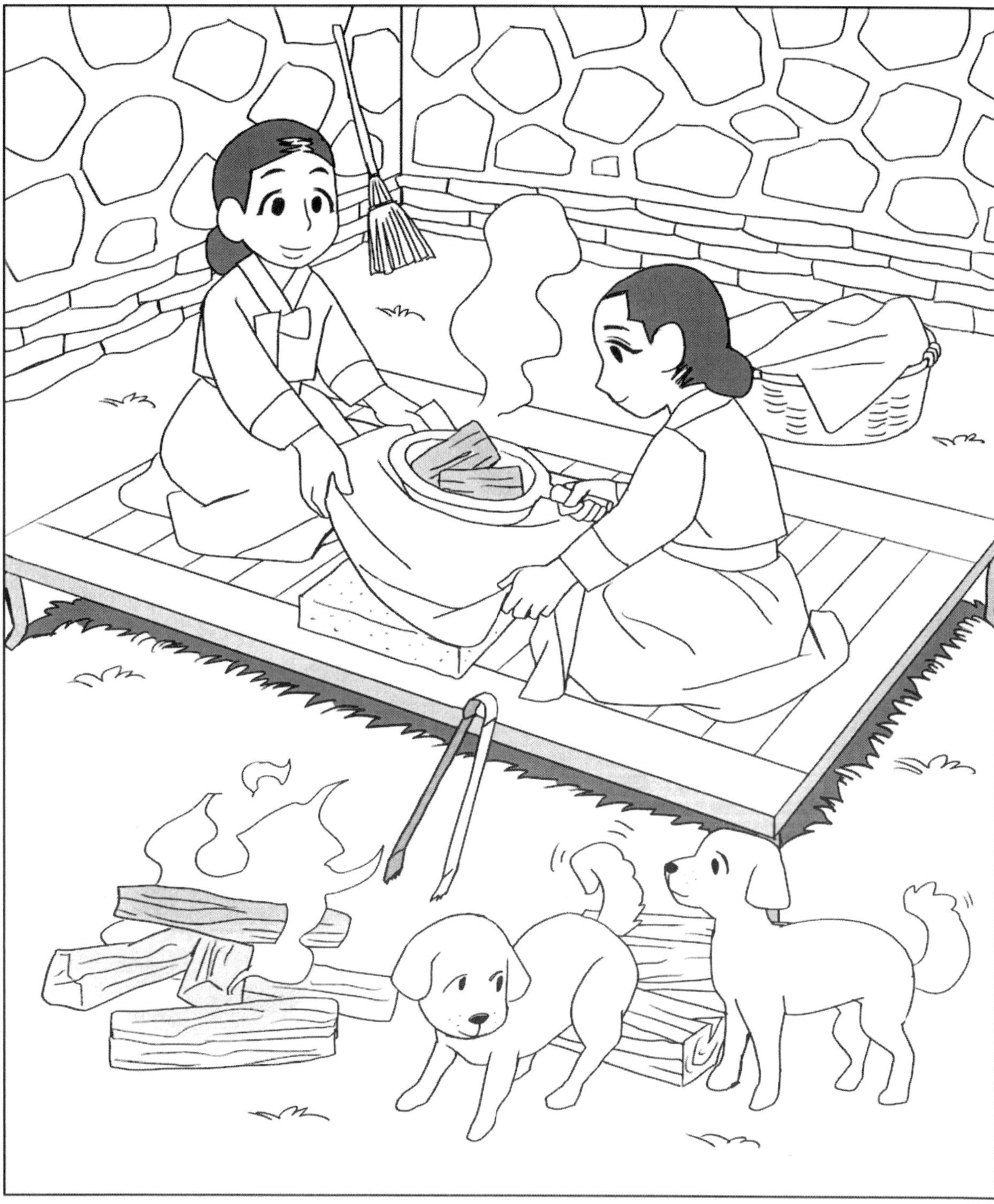

(　　　)년 (　　)월 (　　)일 (이름:　　　　　)

아래 그림은 좌측의 그림과 다른 부분이 9개 있습니다.
그것을 찾아서 동그라미 표시를 하세요.
다른 그림 찾기가 끝난 후에는 좌측 그림에 원하는 색을 칠해보세요.

옛날에는 옷감에 이슬을 맞히면 습기가 골고루 배어 입으로 물을 뿜는 것보다 효과적이기 때문에 주로 밤이나 새벽녘에 다리미질을 했다고 합니다.

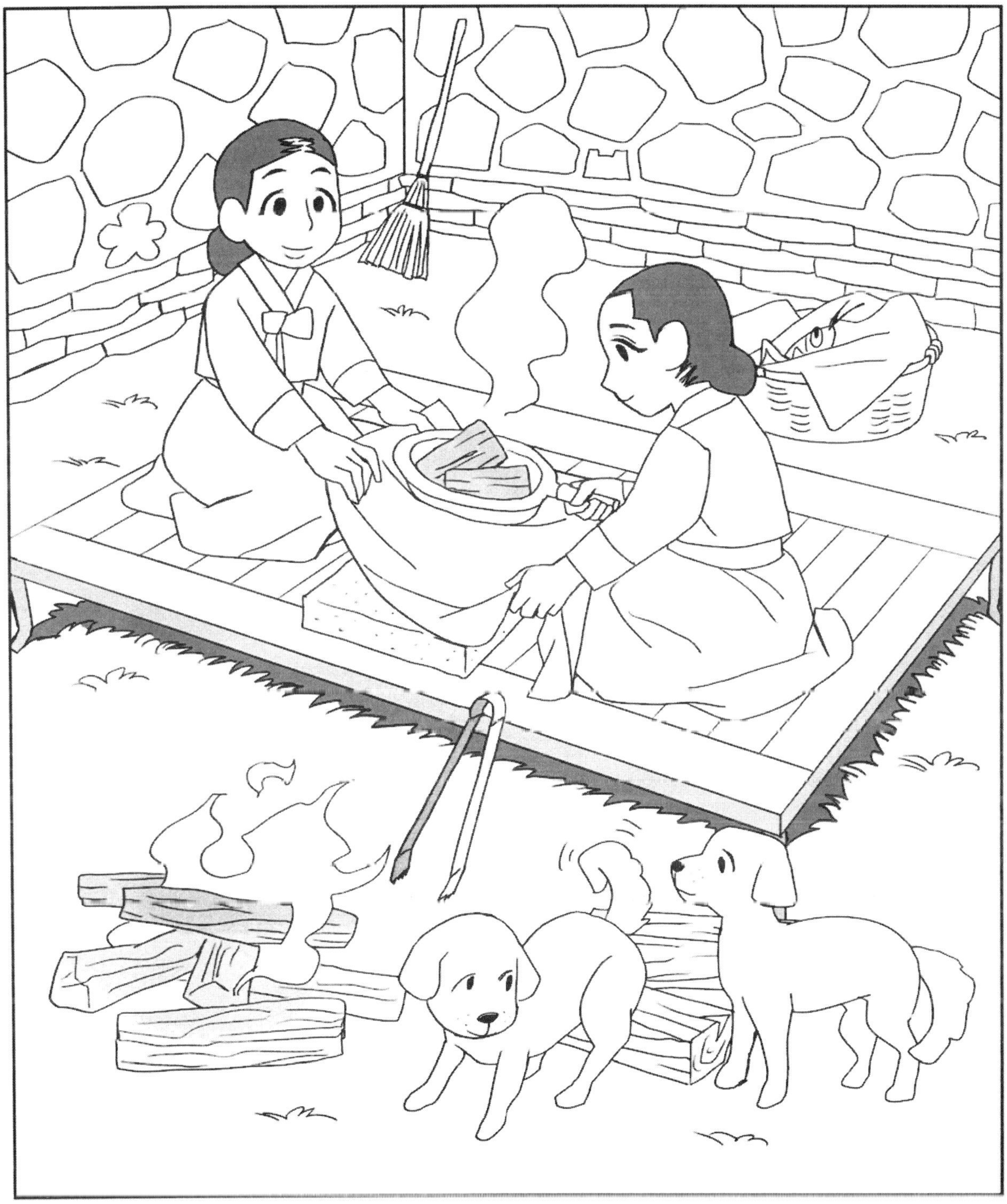

29

주막

예전에는 마을에 주막이 있어 먼 길을 가는 나그네들은 숙박하기도 하고, 마을 사람들에게는 밥도 먹고 술도 마시는 곳이었습니다. 뜨끈한 국밥에 막걸리 한잔이면 배도 부르고 기분이 무척 좋아집니다.

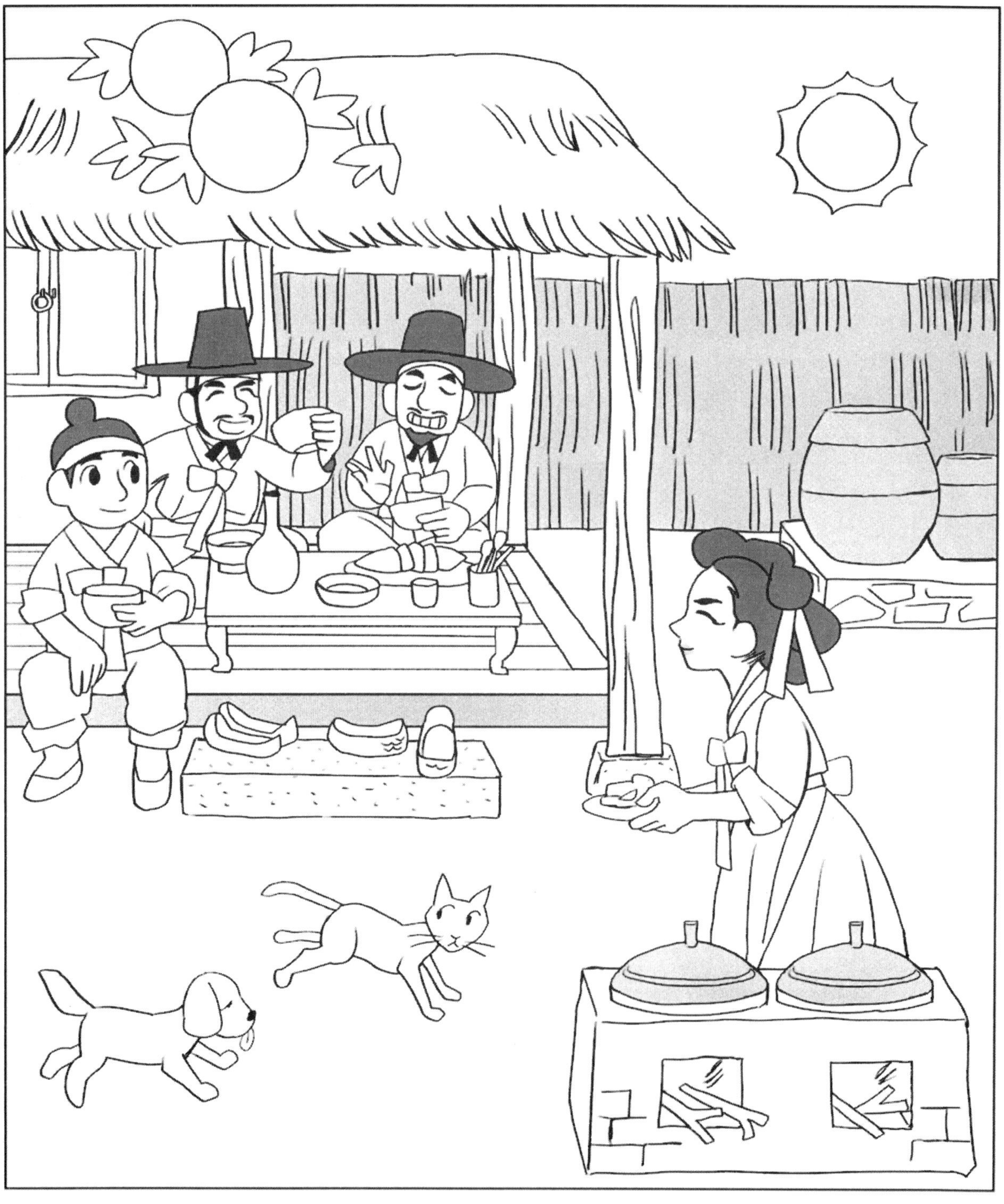

(　　　)년 (　　)월 (　　)일 (이름:　　　　　)

아래 그림은 좌측의 그림과 다른 부분이 10개 있습니다.
그것을 찾아서 동그라미 표시를 하세요.
다른 그림 찾기가 끝난 후에는 좌측 그림에 원하는 색을 칠해보세요.

주막에서 제일 맛있는 음식이 무엇일까요?

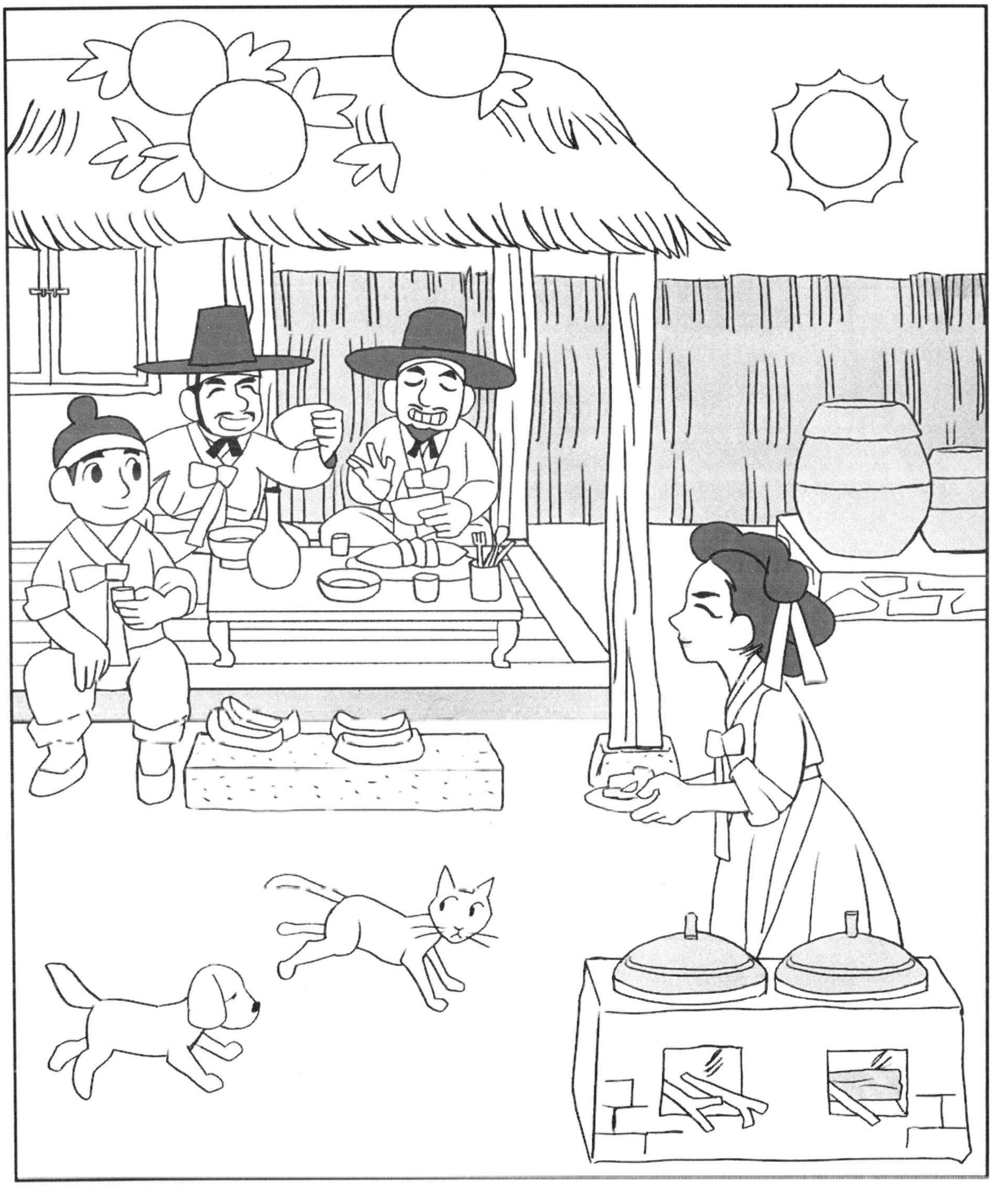

30

떡 치기

명절이나 집안의 행사에 찹쌀을 쪄서 절구판에 놓고 떡메로 떡을 칩니다. 끈끈한 찰기로 인절미가 만들어지고, 떡살로 모양을 내면 예쁜 떡이 됩니다. 요즘은 옛날보단 쉽게 떡을 만듭니다. 예쁘고 맛있는 떡이 아주 많습니다.

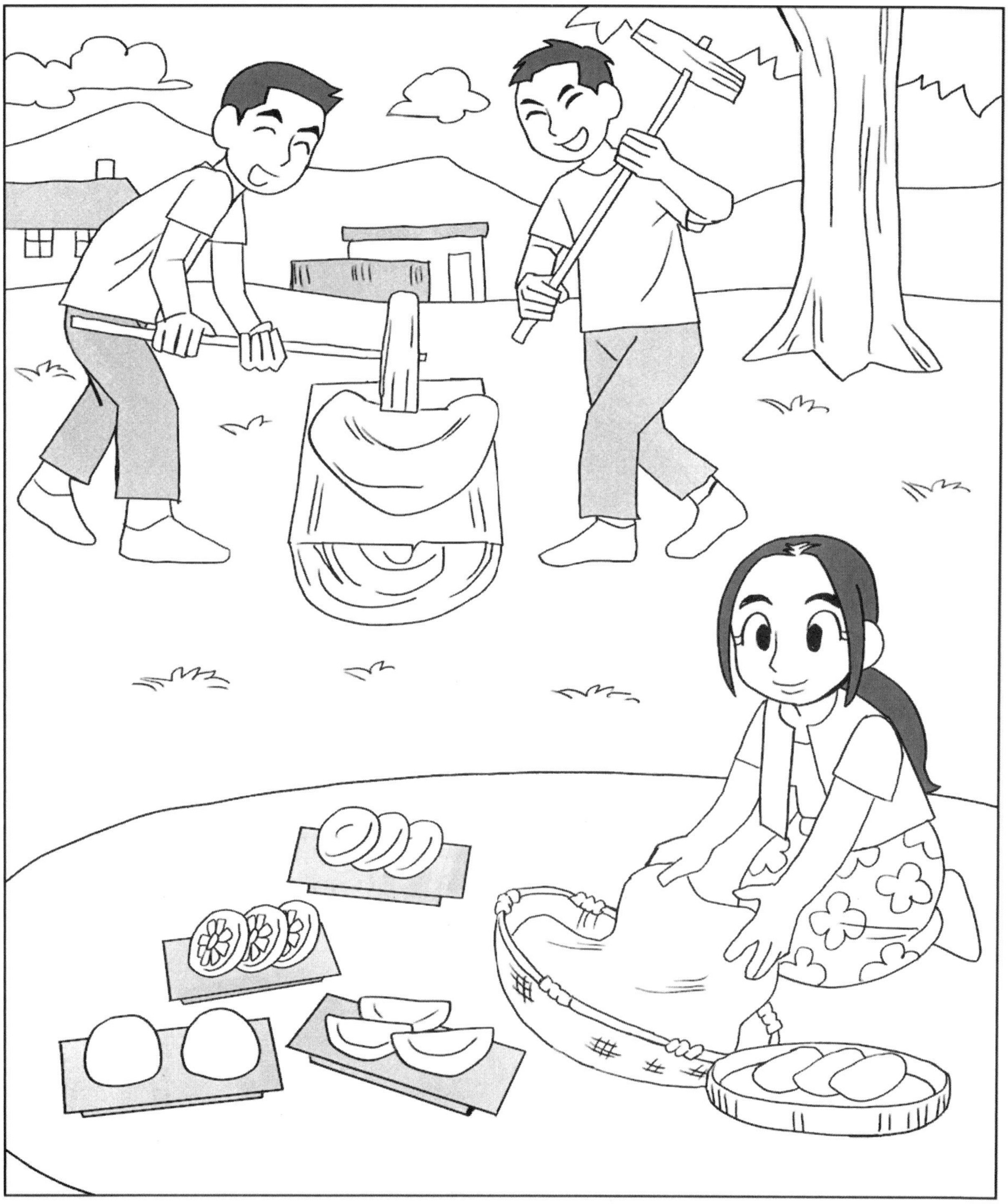

(　　　)년 (　　)월 (　　)일　(이름:　　　　　　)

아래 그림은 좌측의 그림과 다른 부분이 10개 있습니다.
그것을 찾아서 동그라미 표시를 하세요.
다른 그림 찾기가 끝난 후에는 좌측 그림에 원하는 색을 칠해보세요.

떡은 명절이나 잔칫날에 빠지지 않는 음식입니다.
좋아하는 떡은 무엇인가요?

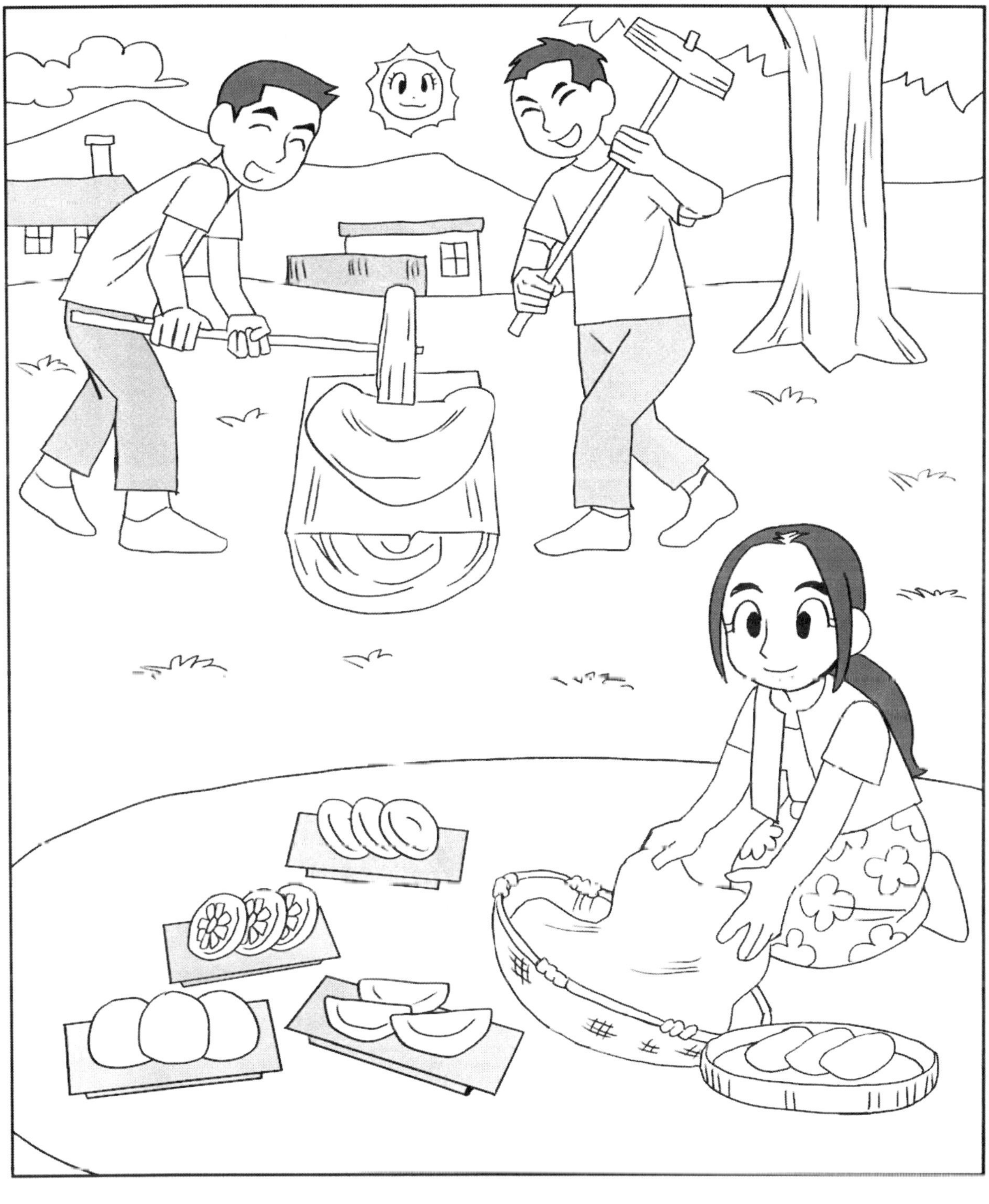

31 추석

음력 8월 15일을 '추석'이라고 합니다. 우리나라 명절 중 가장 큰 명절입니다. 추석에는 산과 들에 먹을 것이 많고 풍족합니다. 조상님 산소를 벌초하고 제사를 모십니다. 오랜만에 온 가족이 모여 추석을 지내니 할아버지 할머니는 손주의 모습에 웃음이 떠나지 않습니다.

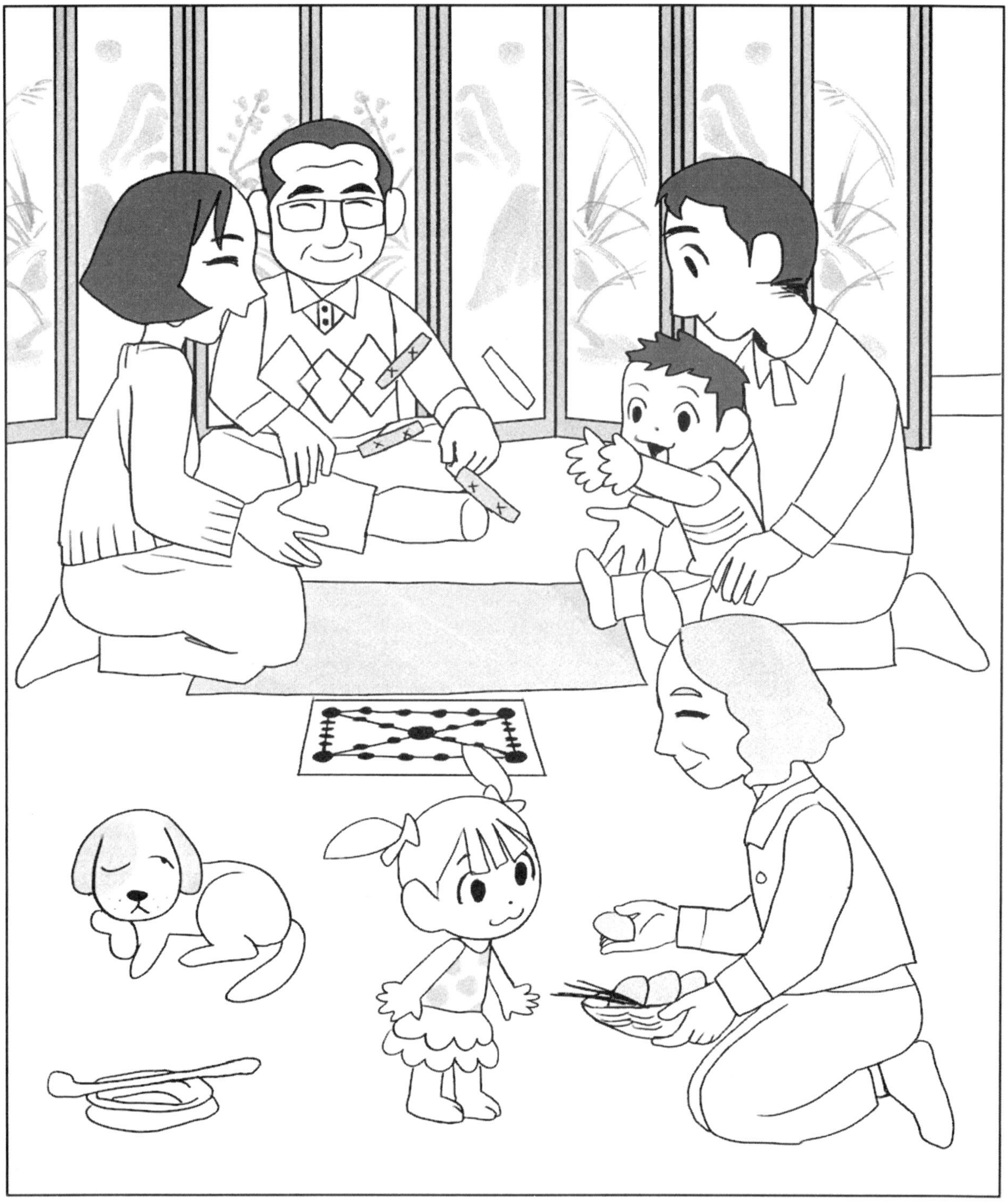

(　　　)년 (　　)월 (　　)일 (이름:　　　　　　)

아래 그림은 좌측의 그림과 다른 부분이 10개 있습니다.
그것을 찾아서 동그라미 표시를 하세요.
다른 그림 찾기가 끝난 후에는 좌측 그림에 원하는 색을 칠해보세요.

아기가 윷을 던졌습니다. 도, 개, 걸, 윷, 모 중 무엇이 나왔을까요?

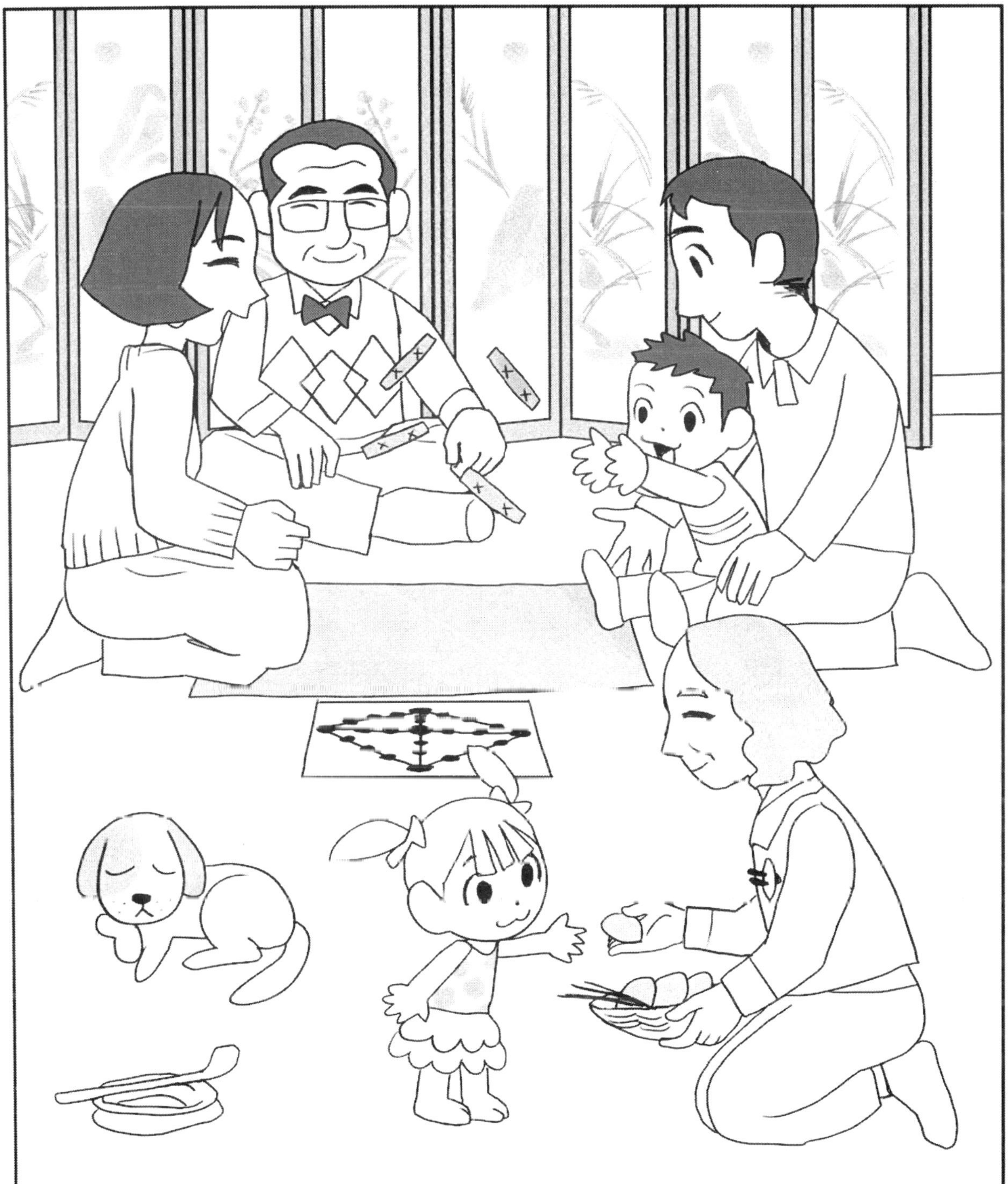

32

동신제

마을을 수호해 주는 신령님께 올리는 제사를 '동신제'라고 합니다. 매년 1~2회씩 제를 올리는데 주로 마을의 평안과 풍년, 풍어를 기원했습니다. 마을에서 가장 연로하신 어르신이 제를 주관하고 마을 사람 모두 참여해 큰 축제를 엽니다. 제가 끝난 뒤 나누어 먹는 음식이 참 맛있습니다.

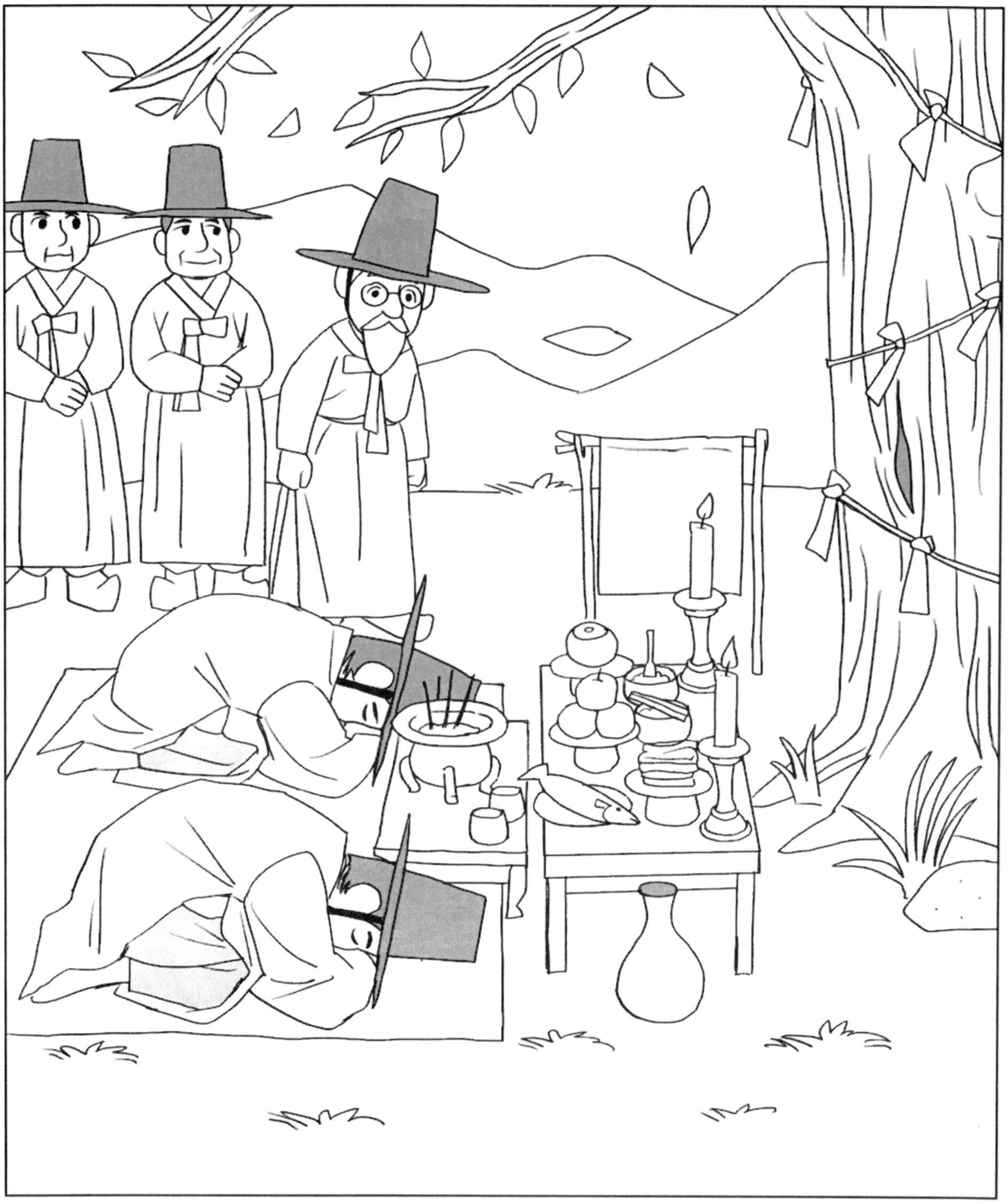

( )년 ( )월 ( )일 (이름:)

아래 그림은 좌측의 그림과 다른 부분이 10개 있습니다.
그것을 찾아서 동그라미 표시를 하세요.
다른 그림 찾기가 끝난 후에는 좌측 그림에 원하는 색을 칠해보세요.

촌장님과 마을 사람들이 마을을 지켜주는 신목에 제를 올립니다.

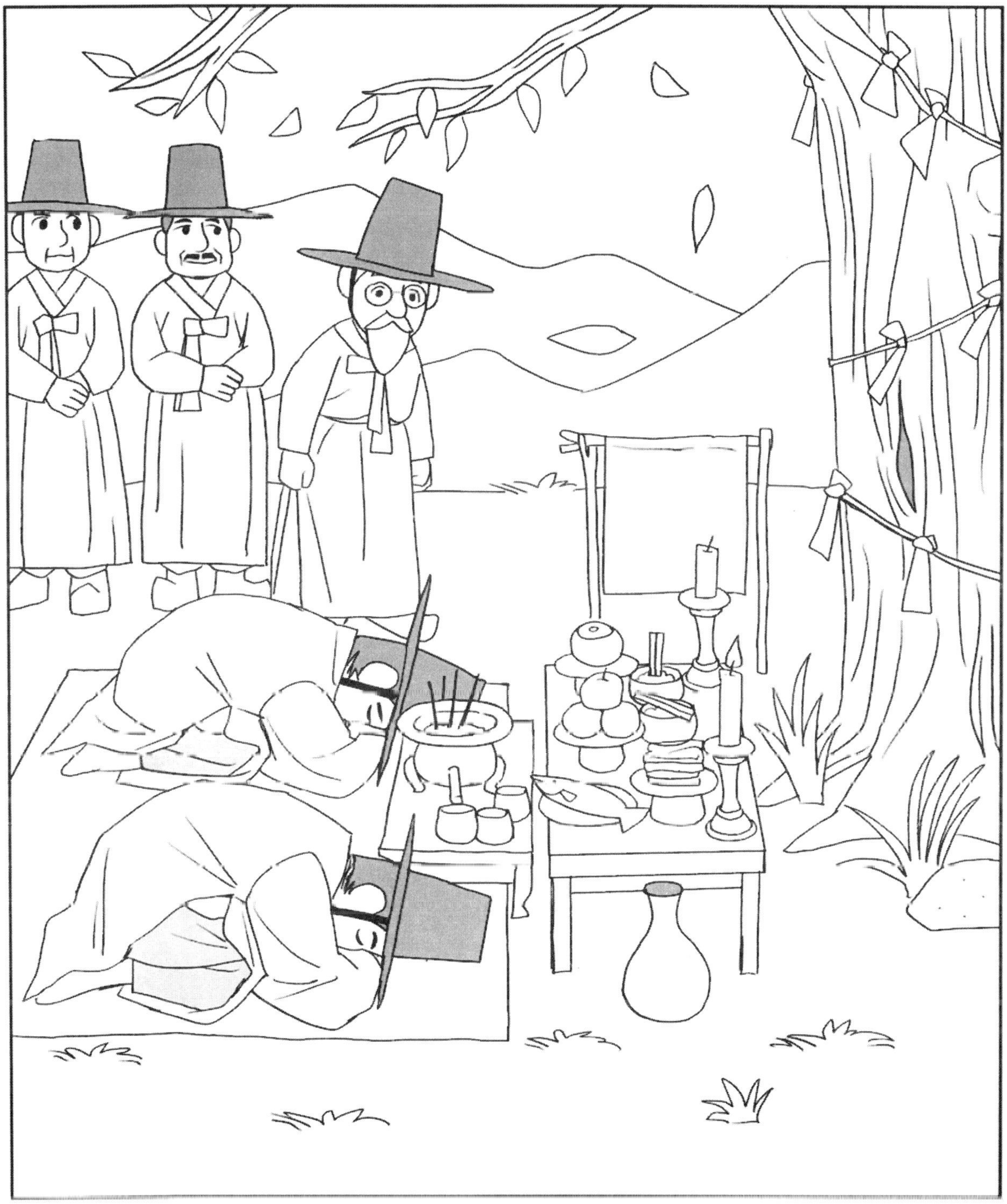

33

김장

김치는 우리나라를 상징하는 대표적인 발효음식으로 한류에 한몫합니다. 김장은 늦가을 한꺼번에 많은 양의 통배추, 깍두기, 동치미 등을 담그는 일입니다. 소금에 절인 배추에 고춧가루, 젓갈 등 여러 가지 양념을 넣어 버무려 김치를 담급니다. 김치는 지역별로 특징을 가지고 있습니다.

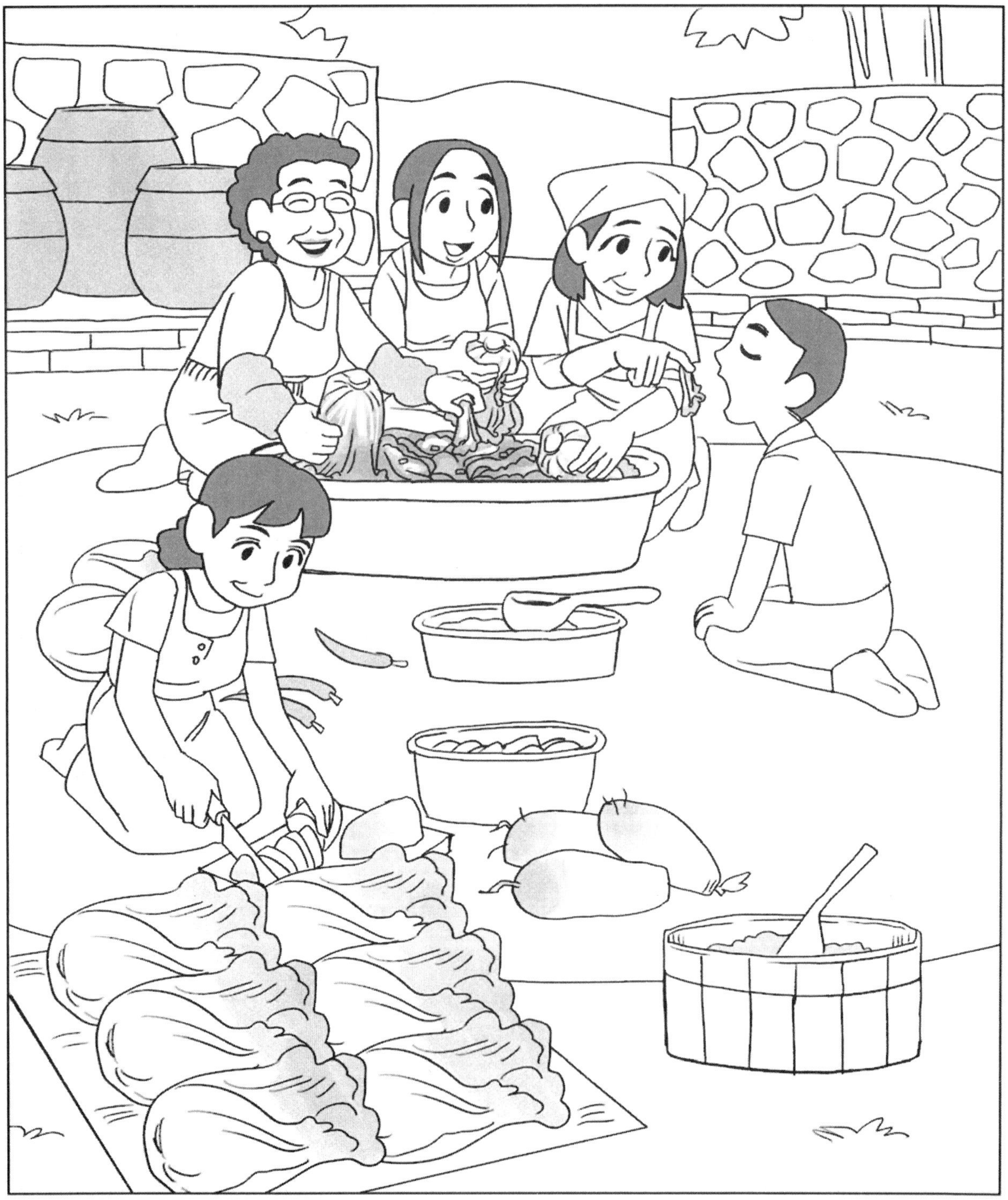

(　　　)년 (　　)월 (　　)일　(이름:　　　　　　)

아래 그림은 좌측의 그림과 다른 부분이 10개 있습니다.
그것을 찾아서 동그라미 표시를 하세요.
다른 그림 찾기가 끝난 후에는 좌측 그림에 원하는 색을 칠해보세요.

우리나라의 김치는 세계 여러 나라의 사람들에게 인기가 많습니다.
김치의 종류는 다양한데, 그 중 어떤 김치를 제일 좋아하나요?

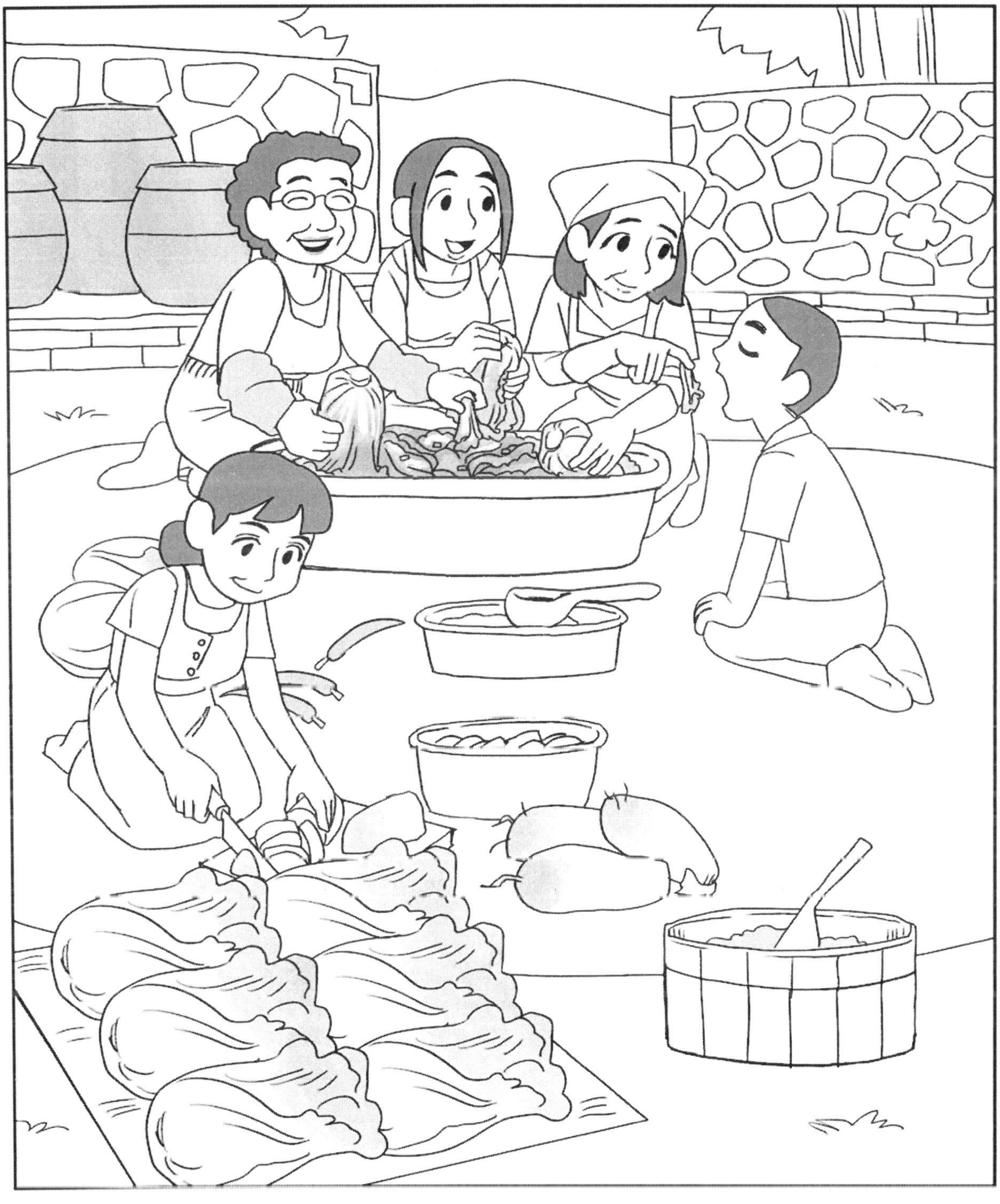

34

동지-동지팥죽

동지는 이십사절기 중 22번째 절기로, 일 년 중 밤이 가장 길고 낮이 가장 짧은 날입니다. 동짓날 붉은 팥을 삶아 거른 팥물에 쌀을 넣고 쑤어 만든 팥죽을 '동지팥죽'이라고 합니다. 동지에는 팥죽이 귀신을 쫓는다는 의미로 팥죽 국물을 집 안팎 구석구석 뿌리고 이웃과 나누어 먹는 풍습이 있습니다.

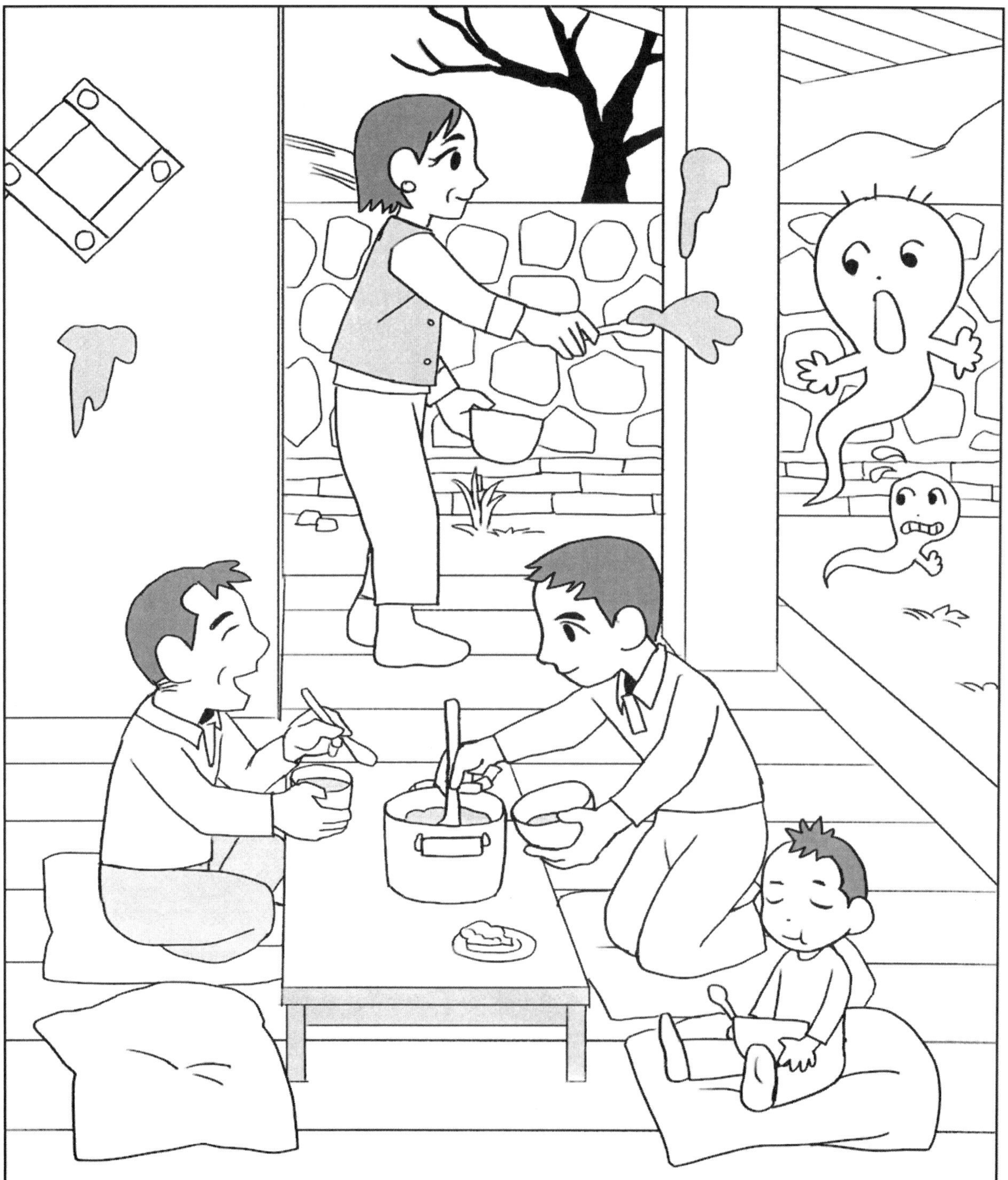

(   )년 (   )월 (   )일 (이름:)

아래 그림은 좌측의 그림과 다른 부분이 10개 있습니다.
그것을 찾아서 동그라미 표시를 하세요.
다른 그림 찾기가 끝난 후에는 좌측 그림에 원하는 색을 칠해보세요.

보통 찹쌀가루나 수수가루로 동글동글하게 만들어 팥죽에 넣어 먹는 것을 무엇이라고 할까요?

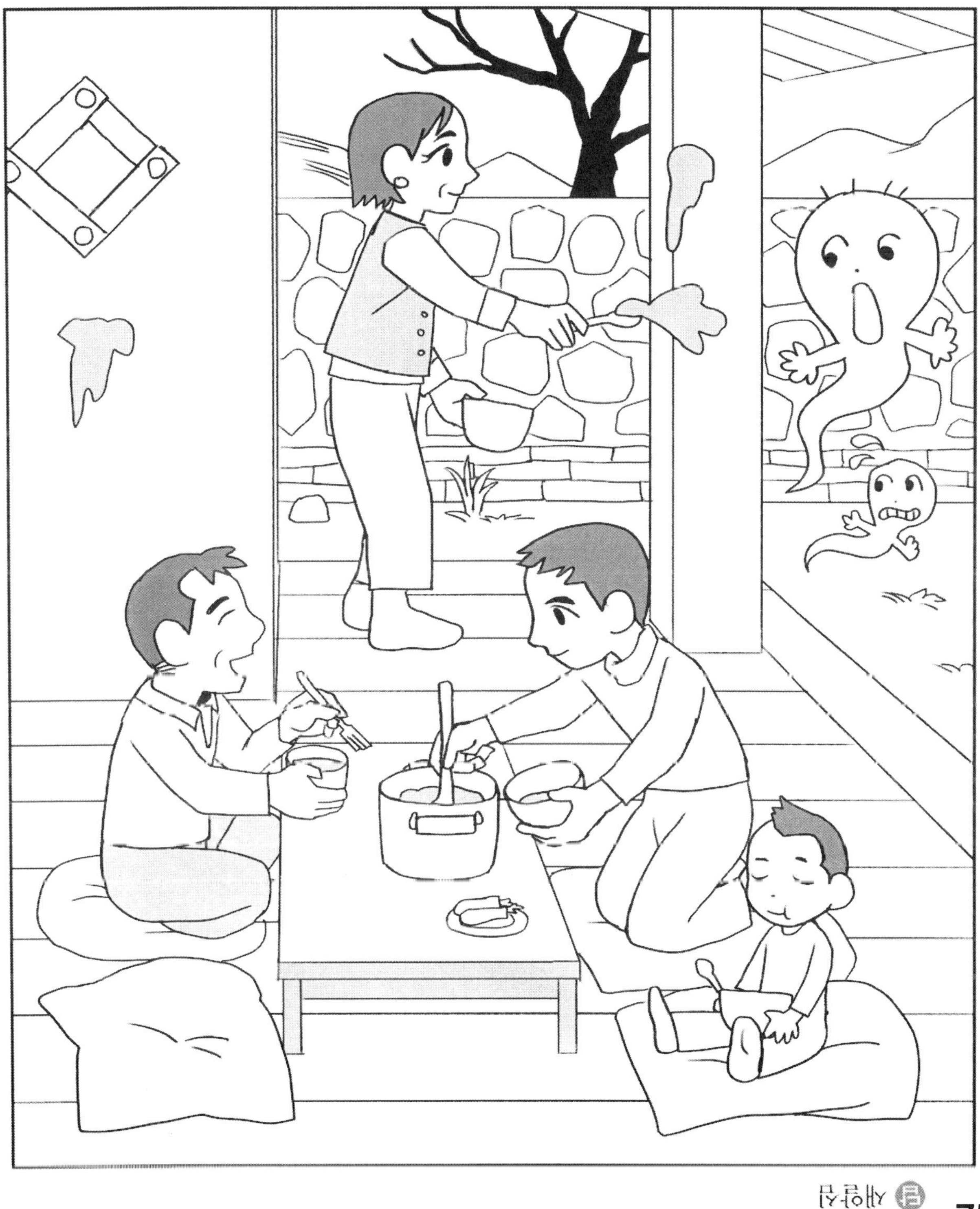

답 새알심

◎정답

• 8~25쪽

1. 설날 - 세배(5개)

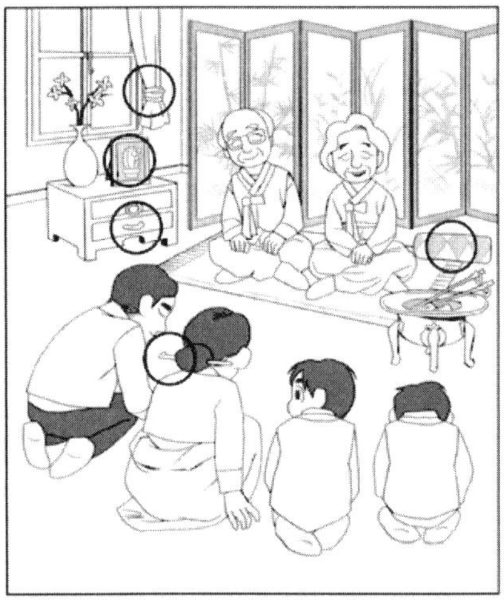

2. 설빔(5개)

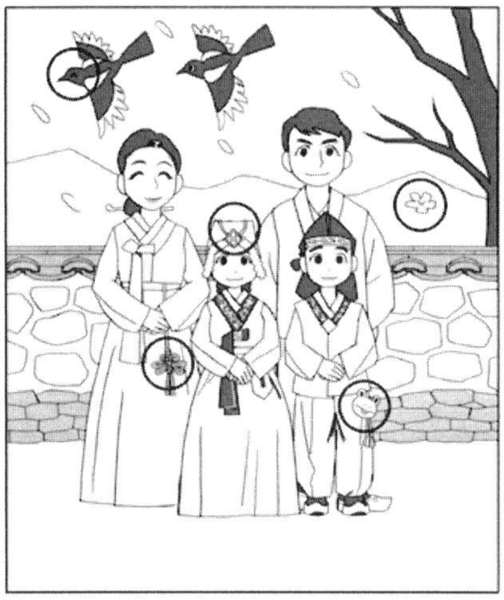

3. 정월대보름 - 달집태우기(6개)

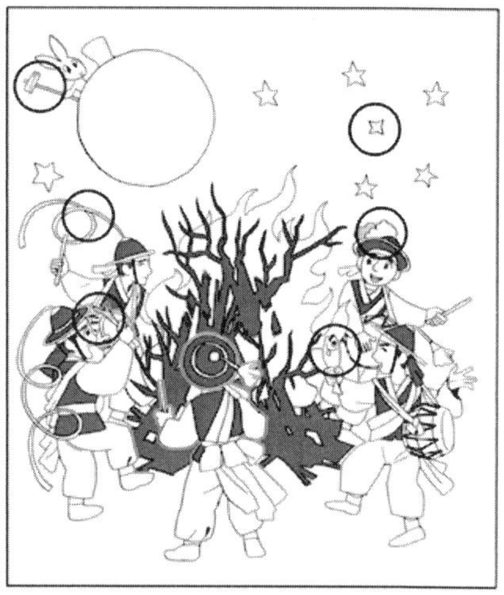

4. 입춘(6개)

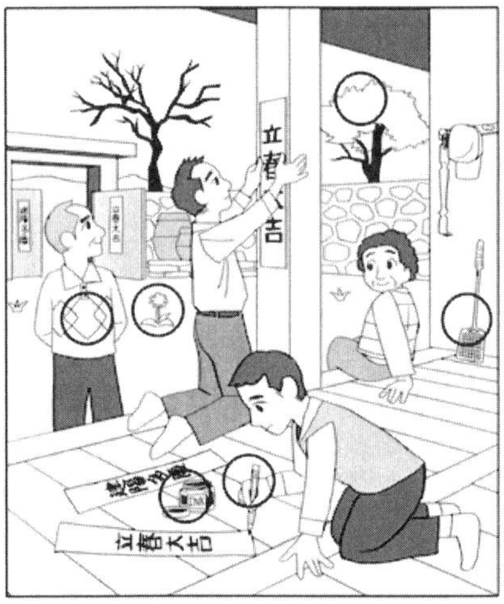

5. 경칩(6개)

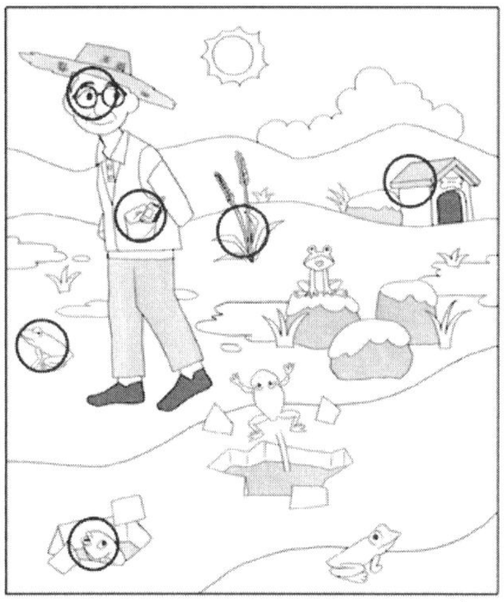

6. 입학(6개)

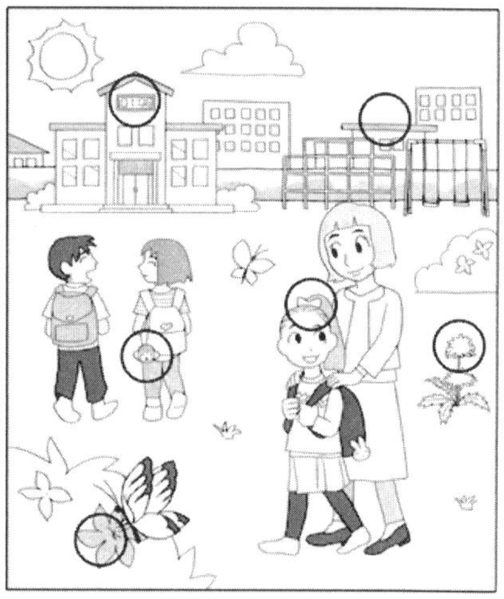

7. 봉선화(7개)

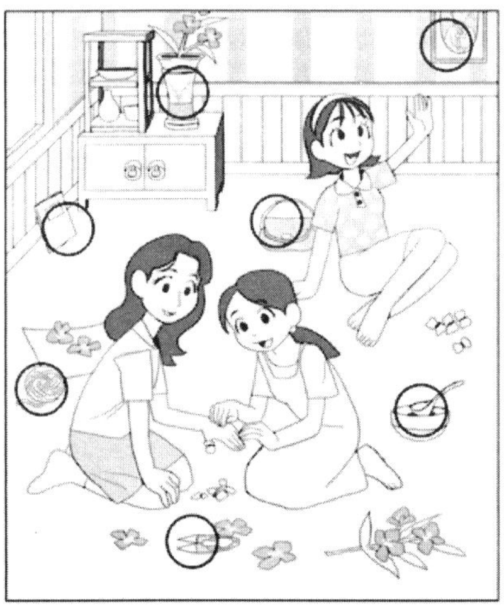

8. 혼례(8개)

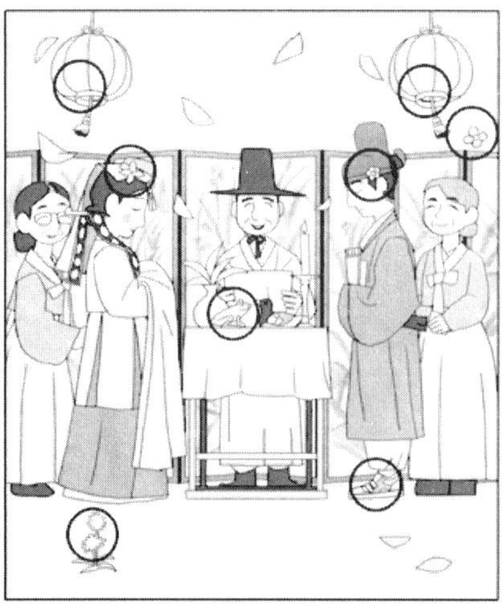

9. 동상례(8개)

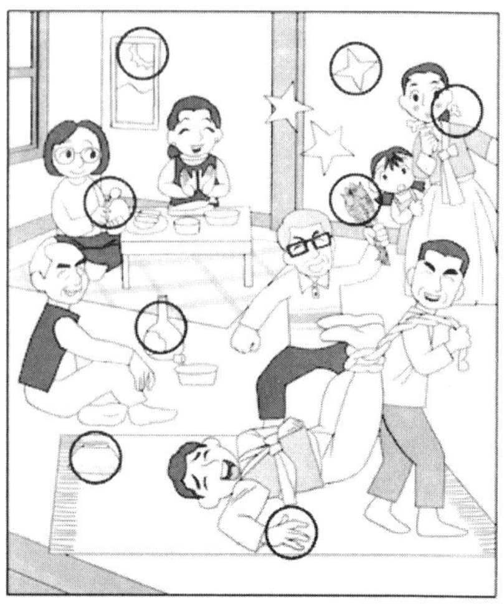

◎정답

• 26~43쪽

10. 돌잔치(8개)

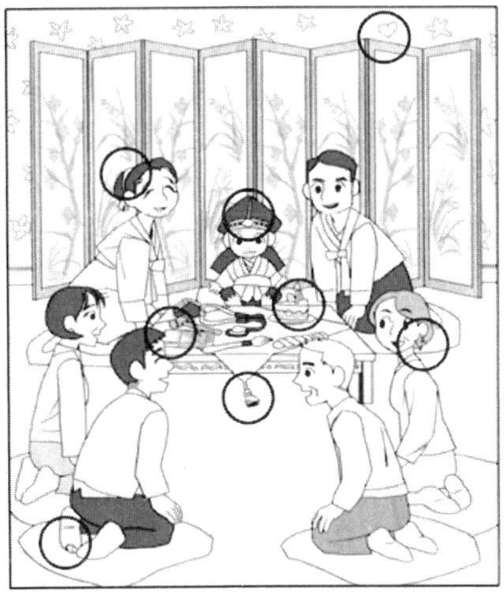

11. 회갑(8개)

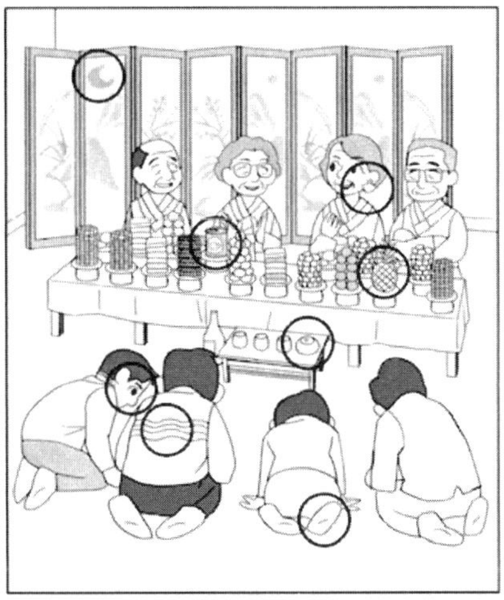

12. 성묘 - 한식, 추석(8개)

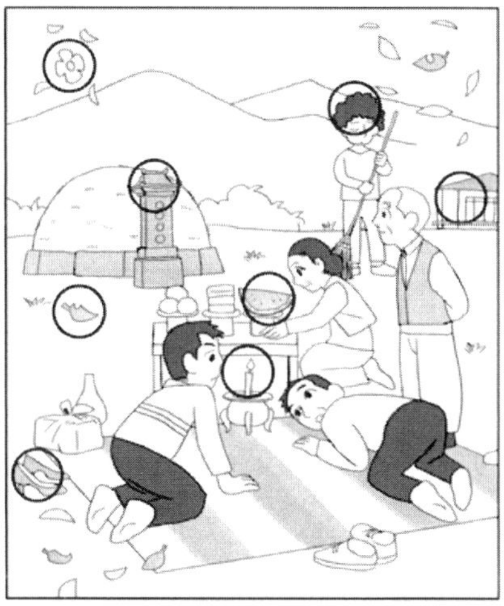

13. 모내기 - 농악(8개)

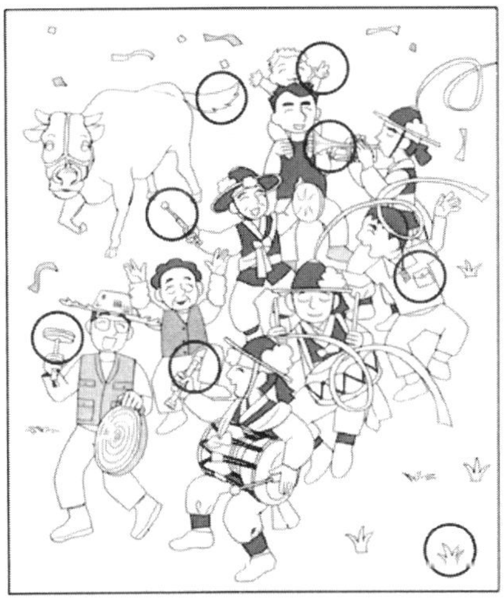

14. 단오(8개)

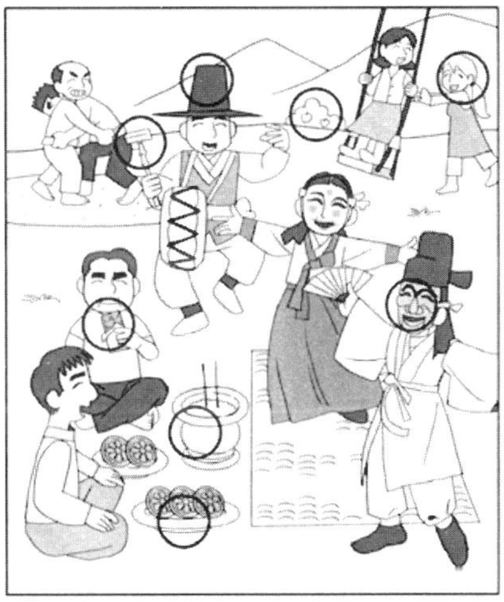

15. 창포탕(8개)

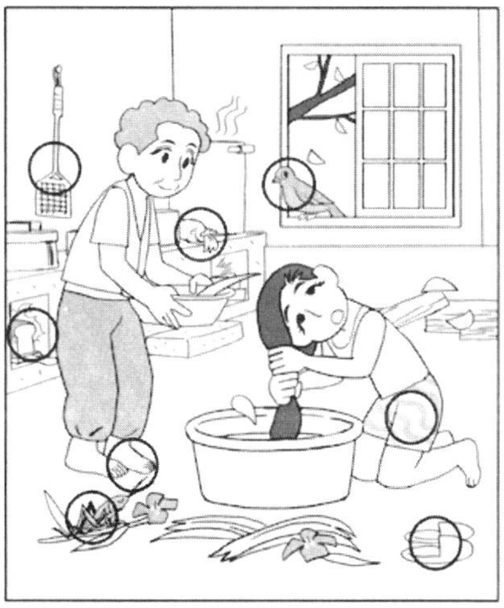

16. 씨름(8개)

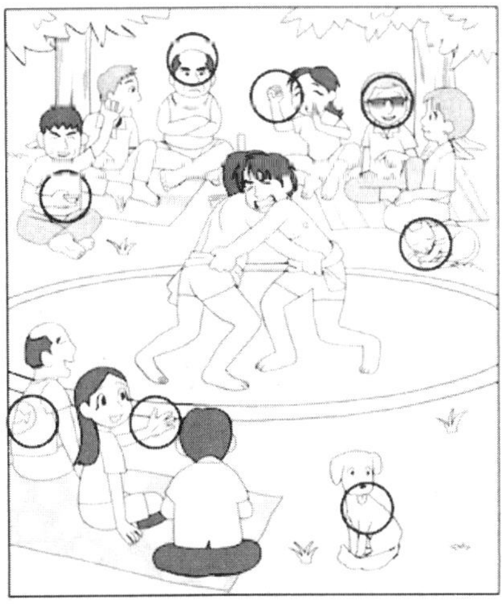

17. 무당 굿(8개)

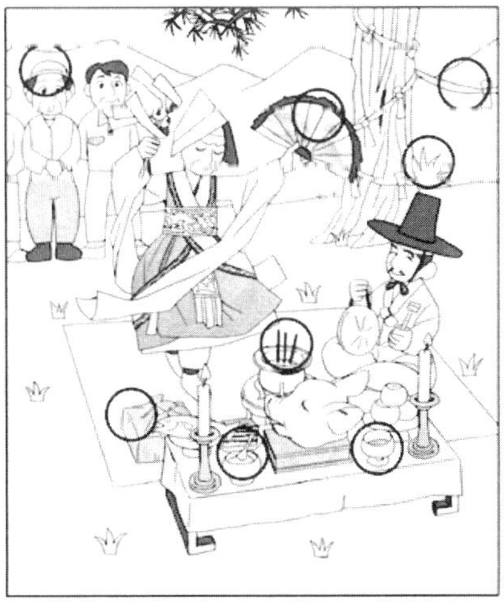

18. 보리타작(8개)

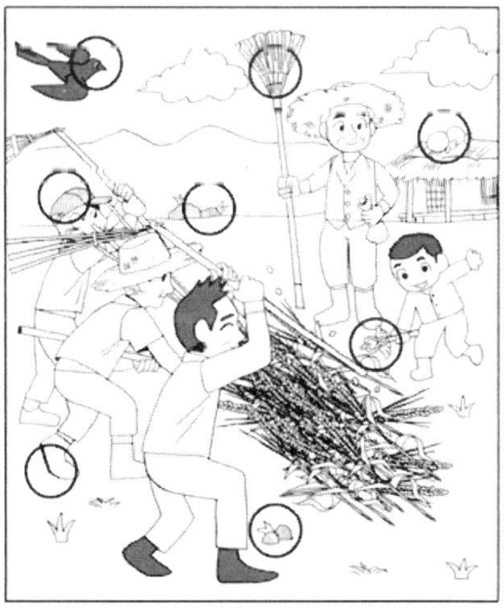

◎정답

• 44~61쪽

19. 탁족(8개)

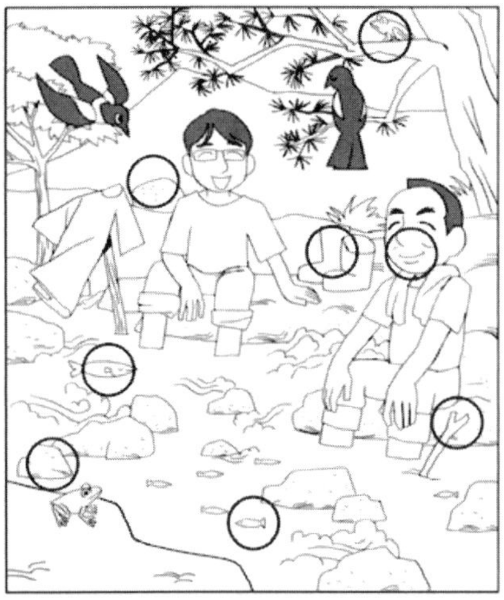

20. 소풍(8개)

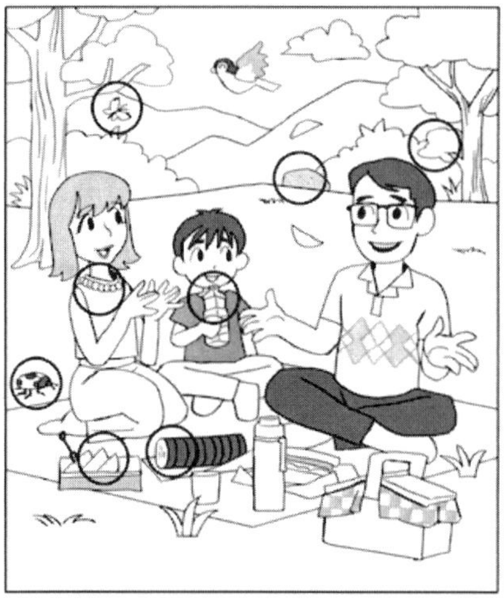

21. 하지(8개)

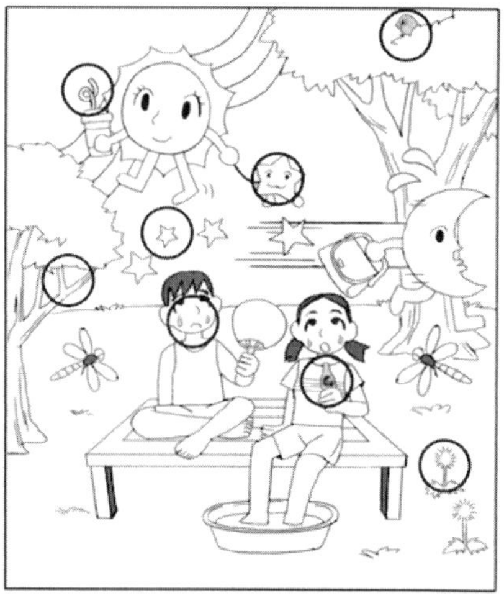

22. 여름방학(9개)

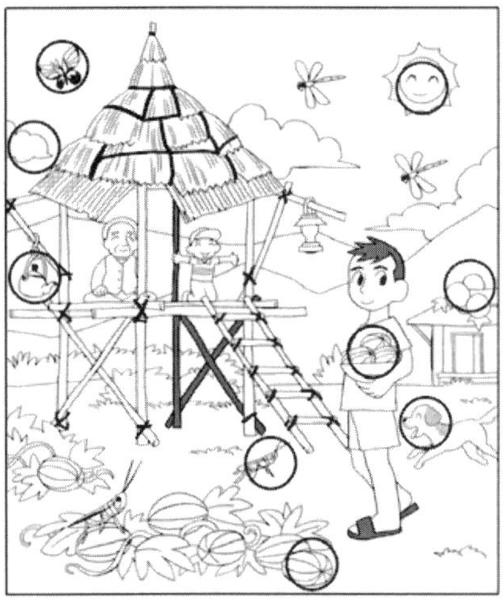

23. 벼 베기(9개)

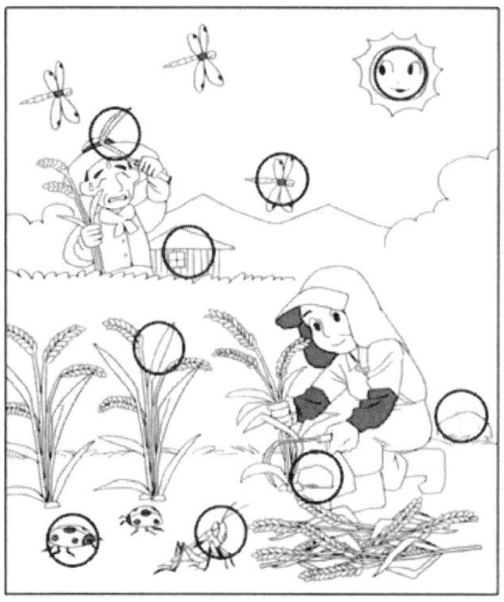

24. 연자방아(9개)

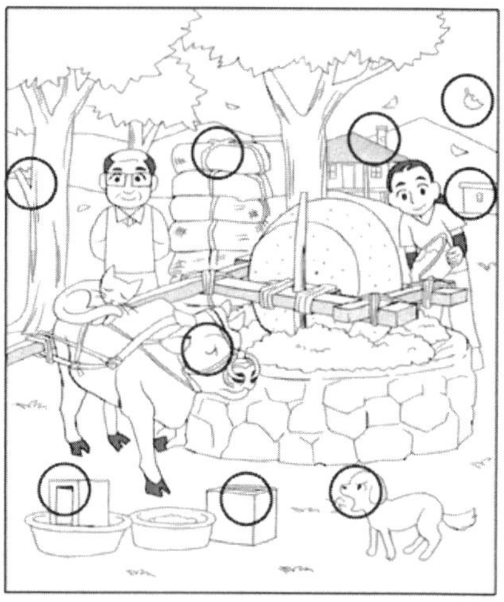

25. 베틀(9개)

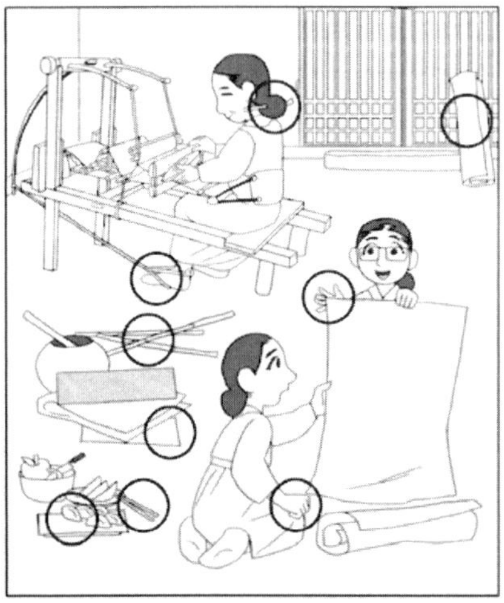

26. 칠월칠석(9개)

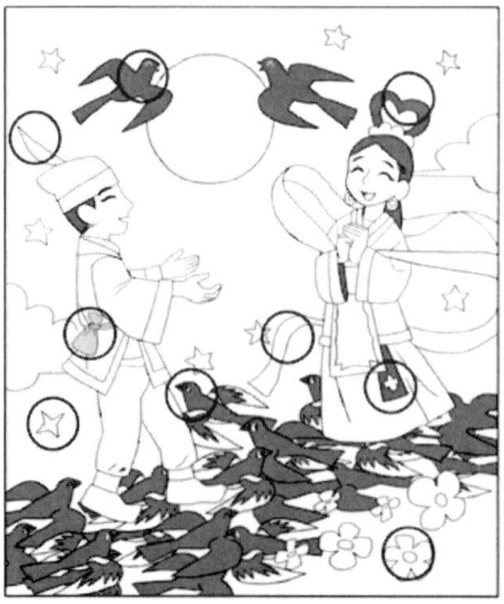

27. 다듬이질(9개)

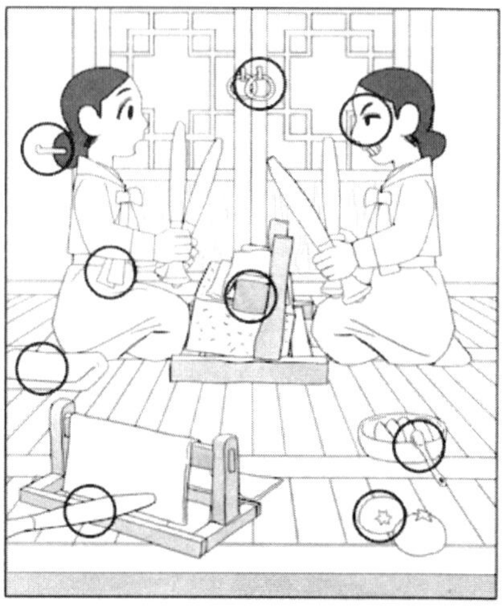

◎정답

• 62~75쪽

28. 다리미질(9개)

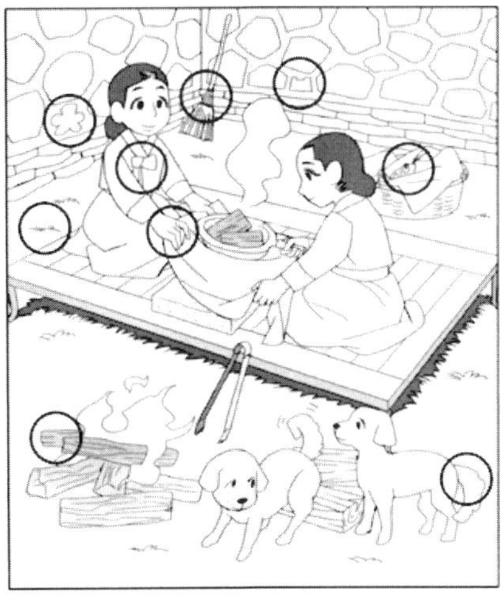

29. 주막(10개)

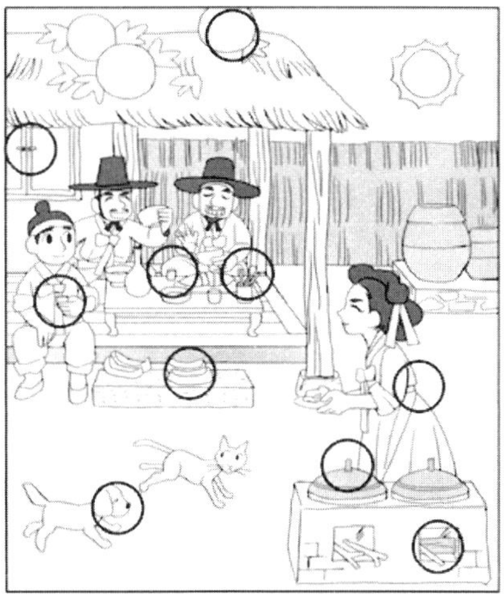

30. 떡 치기(10개)

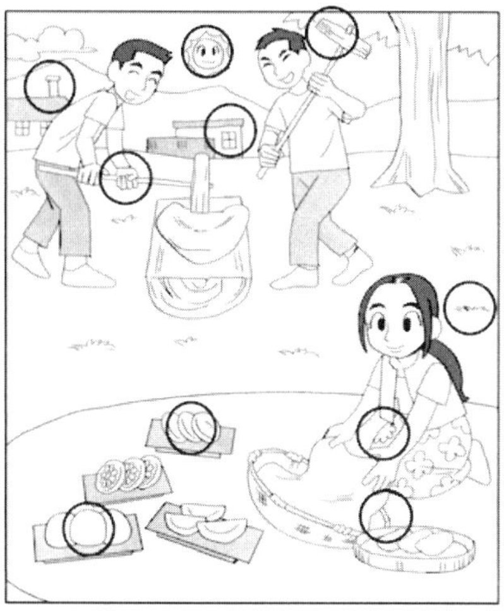

31. 추석(10개)

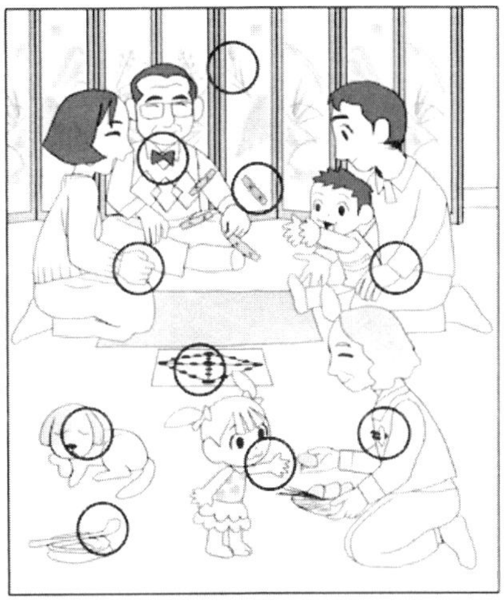

32. 동신제(10개)

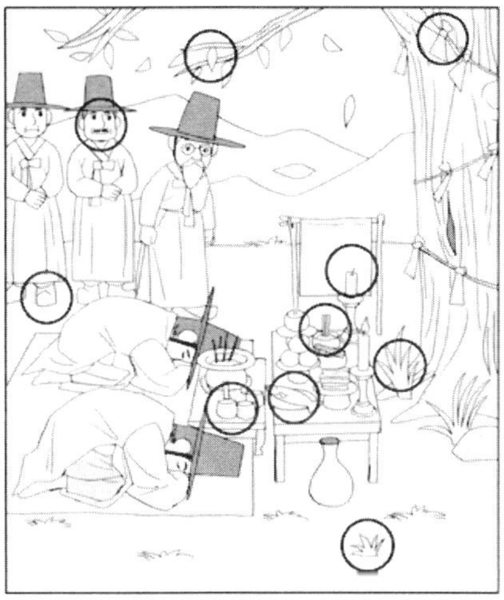

33. 김장(10개)

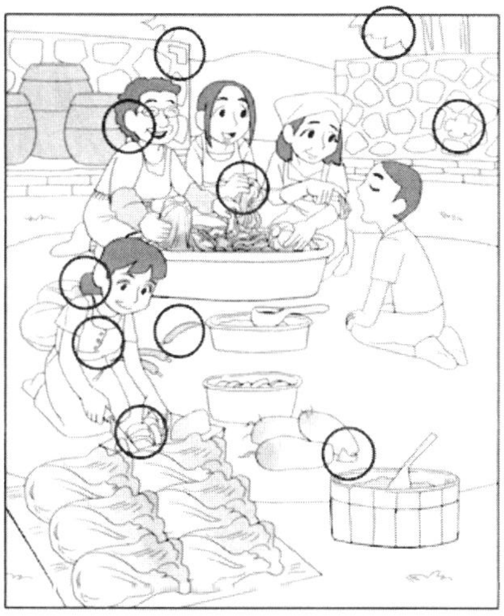

34. 농지 - 농시밭숙(10개)

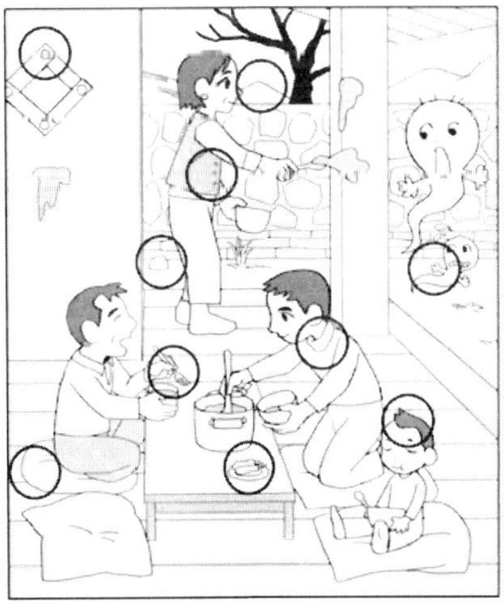

◎ **저자소개**

감수 나윤채　한국장기요양기관지역협회연합 회장
고양시노인장기요양기관협회 회장
일산요양보호사교육원 대표
지극정성요양원 대표

저자 조재성　도서출판서현사 대표

그림 정선보　청강문화산업대학교 웹툰만화콘텐츠 전공

뇌 건강 프로젝트 ①

다른 그림 찾기 1 - 한국인의 삶과 문화

2023년 11월 20일 1판 1쇄 발행
2023년 11월 25일 1판 1쇄 발행

감　수 나윤채
저　자 조재성
그　림 정선보
펴낸곳 서현사

등　록 2002년 8월 14일 제 03-01392호
주　소 경기도 고양시 일산동구 중앙로 1055번지 레이크하임 206호
전　화 031-919-6643
팩　스 031-912-6643

ISBN 979-11-88986-56-9 94510
979-11-88986-55-2 (세트)

정가 12000원